LA

MORT

POUR UN

VERRE

ANDERSON SPICKARD

BARBARA R. THOMPSON

EDITIONS Vida

ISBN 0-8297-1541-X

Cet ouvrage est la traduction française du livre:
Dying for a Drink.

Traduit de l'américain par Nicole Lefebvre.

Publié par Word Publishing.

Toutes les citations bibliques proviennent de la Bible
Louis Segond révisée, édition de 1910.

Couverture par: Liz Gisondi.

A
Sue, Susan, Anderson et David Spickard
et
Burnett et Ramona Thompson,
ce livre est affectueusement dédicacé.

Nous sommes redevables à de nombreux amis et membres de la famille pour leur intérêt et leur soutien pendant la rédaction de ce livre. Nous voulons particulièrement remercier notre éditeur, Kathleen Mohr, pour son remarquable travail, ainsi que Linda Jensen, Connie Nash et Dan Raines pour leur inestimable contribution.

Note aux lecteurs

Toute utilisation de pronoms masculins, dans ce livre, est faite sans aucune intention discriminatoire. Nous nous sommes efforcés ici d'aborder les problèmes qui sont liés à l'alcoolisme de la même manière, que ses victimes en soient des hommes ou des femmes. Cependant, l'utilisation des pronoms «il» et «elle» dans chaque phrase concernée semblait gênant et pouvait même prêter à confusion. Aussi, dans un souci de clarté et de cohérence, nous avons opté pour l'utilisation exclusive du pronom masculin, tout au long du livre, sauf dans les cas où le genre de l'antécédent est clairement identifiable...

Les récits et les cas rapportés dans ce livre sont tirés d'interviews et d'expériences réelles. Cependant, les noms, et parfois d'autres détails mineurs, ont été changés afin de protéger la vie privée des personnes concernées.

Préface

Au cours de cette décennie, le front de la bataille contre la maladie s'est déplacé dans le domaine de l'alcoolisme et des autres dépendances chimiques. Il n'y a pas si longtemps, les gens de notre pays commençaient seulement à aborder ce problème majeur de santé publique qui a pris maintenant les proportions d'une épidémie et s'attaque à l'essence même de notre pays. Je crois qu'il est temps que l'église, la profession médicale et les autorités scolaires des Etats-Unis comprennent cette maladie et mobilisent leurs ressources pour prendre part à la solution de ce problème national.

Ce livre, intitulé *La mort pour un verre*, est écrit par deux personnes que leur arrière-plan dans le domaine de la médecine, de la vie d'église et du travail au niveau des problèmes de dépendance qualifient d'une manière toute particulière pour présenter leur message. La communauté chrétienne saura donc les accepter et comprendre ce message. Cette aptitude est très certainement le fruit d'années d'expérience directe dans le traitement de cette tragique maladie qui est l'un des éléments les plus perturbateurs de la structure familiale. Ce livre aborde le problème du point de vue de chacun des membres de la famille – mari, femme et enfants. Son contenu est particulièrement saisissant dans son examen de la force destructrice qui œuvre à travers la dépendance de l'alcool. Comment expliquer autrement la puissance déconcertante et sournoise qui pousse au refus de reconnaître la réalité et qui saisit non seulement la personne malade et sa famille, mais aussi les professionnels de la santé et les dirigeants d'églises qui ne sont pas préparés à comprendre ce qui se passe. Les auteurs ont un message qui correspond à un besoin désespéré tant aux Etats-Unis qu'en bien d'autres endroits de notre monde. Il doit être lu avec un esprit et un cœur ouverts, car à travers ces pages on ressent la puissance positive de la formation, de l'instruction, de l'expérience, de la prière et de la foi! Vous ne serez peut-être pas d'accord avec tout ce que vous lirez ici, mais je peux certifier, par mon expérience personnelle, que ce message est un message de guérison pour tous ceux qui veulent combattre en première ligne dans cette guerre spirituelle où personne ne peut voyager sans la certitude absolue que Dieu est à l'œuvre derrière ces processus de guérison. Ce livre devrait être lu par toute personne qui se sent concernée par l'alcoolisme ou la dépendance médicamenteuse, et placé sur une étagère dans la librairie de toute église consciente du problème. Mon espoir est que le message qu'il contient devienne un instrument de mobilisation des églises pour aller à la rencontre de ceux qui sont affectés par ces maladies mortelles.

Harold E. Hughes
Sénateur américain en retraite

Introduction

Tom Jordan était un alcoolique. Il était menuisier dans une petite ville, et chaque soir, ses voisins apercevaient son camion arrêté en face du bar local. Peu après minuit, il reprenait la route, tant bien que mal, pour se présenter sur le seuil de sa maison, en trébuchant. Malgré sa profonde fatigue qui frisait l'épuisement, sa femme restait toujours debout à l'attendre afin de pouvoir ensuite l'aider à se mettre au lit.

Un soir, pour des raisons que personne ne connut jamais, Tom accompagna son voisin à une réunion d'évangélisation dans l'église de la ville. Il puait l'alcool, mais écouta attentivement le message de l'Evangile. A la fin de la réunion, quand le prédicateur lança l'appel à la repentance, Tom s'avança jusqu'à l'estrade. Tandis que les larmes ruisselaient sur ses joues, il donna sa vie à Jesus et prit l'engagement de ne plus jamais boire. Tom resta sobre pendant neuf mois. Puis il retomba. Il fit la noce pendant trois semaines, mais quand tout fut terminé, il revint à l'église. Il demanda à l'assemblée de lui pardonner et jura qu'il avait pris son dernier verre. Les membres de l'église furent impressionnés par sa sincérité et son humilité. Ils encouragèrent Tom à être plus fidèle dans l'étude quotidienne de la Bible et à ne pas négliger la réunion de prière du mercredi soir.

Tom venait à l'église à chaque occasion et mémorisait même de longs passages de l'Ecriture. Il demeura sobre pendant six mois. Puis il tomba du «wagon» et partit pour une beuverie qui dura plus de trois mois. Quand enfin il se décida à sortir du tunnel, il retourna à l'église. Ses frères chrétiens lui imposèrent les mains et demandèrent à Dieu de le délivrer de la boisson. Les anciens de l'église lui parlèrent sérieusement, l'exhortant à se décider à ne plus jamais boire et à prier en croyant vraiment que Dieu allait l'aider. Tom assista à des réunions de guérison et proclama sa propre victoire sur l'alcool.

En dépit de tous ses efforts, Tom recommença à boire. Il s'engagea à nouveau dans le cycle de l'ivrognerie et de la sobriété pendant plusieurs années jusqu'à ce qu'il devienne à nouveau un buveur invétéré. Il allait toujours à l'église, mais il arrivait toujours en retard et s'asseyait au dernier rang, gardant toujours les yeux baissés. Quand des membres de l'assemblée lui serraient la main, il souriait avec gratitude, mais dans ses yeux, il y avait une douloureuse expression de défaite.

Un jour, quelques membres de l'assemblée décidèrent de demander à Tom de s'en aller. Son cœur était dur, disaient-ils, et sa présence devenait embarrassante. C'était presque une insulte. De plus, prétendaient-ils, l'ivrognerie chronique de Tom créait chez les chrétiens plus faibles de vagues et tacites inquiétudes concernant la puissance de Dieu à sauver les êtres humains du péché. D'autres membres de l'église n'étaient pas d'accord. Tom avait un problème avec l'alcool, reconnaissaient-ils, mais ce n'en était pas moins un brave homme. Il y avait de l'espoir pour lui. Un jour, après maintes prières et maintes prédications, il abandonnerait la boisson. Ce n'était qu'une question de temps et de patience.

Après neuf années de fréquentation de l'église, Tom décida qu'il avait bu son dernier verre. «Il n'y a qu'un seul moyen pour des gens comme moi de cesser de boire», dit-il à un ami, un soir. «C'est en allant au ciel. Je ne crois pas que je puisse attendre plus longtemps». Il rentra à la maison et prit le tuyau de l'aspirateur, dans le placard. Il le fixa au pot d'échappement de son camion, rentra l'autre extrémité dans le camion et ferma les vitres. Puis il monta sur le siège avant et mit le moteur en marche. Quand sa femme le trouva le lendemain matin, il était mort.

Chaque année, des milliers d'alcooliques comme Tom Jordan passent par l'église, à la recherche d'un moyen leur permettant de cesser de boire. Certains le trouvent. Cependant, la grande majorité d'entre eux sont victimes du «mythe de la solution rapide». Des chrétiens bien intentionnés les persuadent que pour peu qu'ils disent les mots justes, fassent les bonnes prières, ou trouvent la bonne personne pour leur imposer les mains, leur dépendance disparaîtra miraculeusement. Il est certain que certaines personnes sont instantanément guéries de leur dépendance. Il y a quelque temps, l'un de mes patients alcooliques, un paraplégique, est venu m'annoncer dans mon bureau: «Docteur, je suis sauvé. J'ai bu mon dernier verre». Son ardent désir pour l'alcool disparut aussitôt, et pour autant que je sache, il ne se manifesta plus jamais.

Cependant, pour tout alcoolique guéri comme ce patient, il y en a des milliers d'autres qui cherchent l'aide de l'église et s'en retournent avec une angoisse plus profonde encore et une foi ébranlée. Quelques-uns ont choisi de continuer à assister aux réunions, espérant trouver un jour le secret de la sobriété. Beaucoup, comme Tom Jordan, expérimentent des «guérisons à répétition». Ils boivent, se repentent, se dégrisent parfois pour une durée pouvant aller jusqu'à deux ans ou plus, puis s'enivrent à nouveau. Leur échec face à l'alcool est souvent attribué à une faiblesse spirituelle ou une mystérieuse incapacité à s'approprier la grâce de Dieu.

C'est un secret étrangément bien gardé que la grande majorité des alcooliques qui arrêtent de boire, tout aussi bien dans l'église qu'en dehors de l'église, le font parce qu'ils utilisent, pour se défaire de leur vice, des moyens et des principes qui ont fait leur preuve. L'alcoolisme est un problème de la «personne tout entière» et la guérison de ses vastes ravages passe par un dur travail et un processus de rééducation, et exige beaucoup de temps. S'il arrive qu'un alcoolique soit miraculeusement délivré de sa dépendance de l'alcool, il n'existe pas de moyen immédiat de réparer les dommages spirituels et psychologiques causés par la toxicomanie.*

*La mauvaise nouvelle est qu'il est difficile de vaincre la dépendance de l'alcool. La bonne nouvelle est qu'aujourd'hui, plus d'un million d'hommes, de femmes et de jeunes gens sont sobres parce que, par la grâce de Dieu, ils suivent un rigoureux programme spirituel ayant pour but leur rétablissement. Ce programme est une approche complète de la dépendance qui ne nie pas la puissance du Saint Esprit ni ne néglige la responsabilité finale de l'alcoolique pour son propre rétablissement progressif.

Partout dans le monde, des alcooliques dont la vie a été dévastée par la boisson sont ensuite guéris dans leur corps, leur âme, leurs émotions, leur esprit et leurs relations avec les autres. Ce qui est tout aussi important, c'est que les membres de leur famille – parents, épouse, mari, enfants – sont également en mesure de faire face aux problèmes engendrés par ce vice et de trouver la guérison de leurs blessures les plus profondes.

Pour participer au joyeux processus de guérison de la dépendance, nous devons nous poser des questions difficiles et être prêts à changer nos anciennes idées. Pourquoi devient-on alcoolique? La dépendance est-elle un péché? Est-ce une maladie? Pourquoi les alcooliques ne peuvent-ils pas voir leur problème et se prendre en charge? Pourquoi les membres de leur famille deviennent-ils souvent aussi malades que les alcooliques? Que

---

* *Si ce livre traite surtout du problème causé par la dépendance de l'alcool, il ne faut pas oublier qu'il existe de nombreuses similitudes et peu de différences entre celle-ci et la toxicomanie en général. Les différences concernent surtout les effets physiques, les tests de diagnostic et le traitement médical du sevrage. Les moyens de traitement, aussi bien que les principes spirituels qu'ils impliquent, sont généralement les mêmes pour toutes les substances qui causent un phénomène de dépendance.

penser du rôle des Alcooliques Anonymes, des centres de traitement et des «réunions de guérison»? Sur quelle base devrions-nous prendre des décisions concernant notre propre consommation d'alcool?

Durant mes 20 années de pratique médicale, peu d'expériences ont eu une puissance de résurrection semblable au fait d'observer des alcooliques et leur famille abandonner une vie de dépendance qui était, en fait, pire que la mort. Aujourd'hui, alors qu'une grande partie du monde chancelle sous le poids de la toxicomanie, l'église est appelée à recevoir cette puissance de résurrection. C'est mon espoir que les chrétiens prendront la direction des efforts pratiques et réalistes accomplis en faveur de cette génération souffrante. La grâce de Dieu a envahi la vie de milliers d'alcooliques. Je crois que ce livre sera également un instrument de grâce dans votre vie.

Anderson Spickard

CHAPITRE 1

Une épidémie qui se propage

Un buveur sur dix - près de 10 millions d'habitants des Etats-Unis d'Amérique... Nous les trouvons dans des réceptions ou à l'église, dans les bureaux d'un directeur ou à l'intérieur de notre propre maison. Ils sont en nombre croissant à fréquenter les collèges du voisinage. Ils appartiennent à la classe moyenne, sont riches ou pauvres, blancs, noirs, américains, espagnols ou indiens. Certains sont mélancoliques, d'autres euphoriques; certains sont rebelles, d'autres dociles. Ils fréquentent les synagogues, les cathédrales, les grandes églises évangéliques, ou les petits groupes de prière charismatiques.

Ces hommes, femmes et enfants ont une chose en commun. *Ce sont des alcooliques.* Le liquide enivrant que la plupart de leurs compatriotes boivent pour leur plaisir, eux le boivent par nécessité. Si rien n'est fait pour contrôler ou résoudre cette situation, ils boiront jusqu'à la mort, la démence ou le placement en institution.

Seuls 5% des alcooliques vivent dans les bas-fonds; les autres sont nos voisins. Certains sont des enfants nés avec l'odeur de l'alcool dans les narines: les mères alcooliques constituent la troisième cause de tares associées à l'arriération mentale. Certains sont des enfants qui fréquentent l'école primaire: au Nebraska, des garcons et des filles de 8 ans à peine souffrent de cirrhose, de delirium tremens et autres problèmes qui ont un rapport direct avec l'alcool. Les autres appartiennent aux quelque trois millions d'adolescents qui, aux Etats-Unis, passent de l'alcool aux drogues illégales et vice-versa. Et il y a un nombre croissant de femmes au foyer, «les alcooliques cachées», qui sirotent leur vie à petites gorgées et déconcertent, par un comportement aussi imprévisible que bizarre, des maris qui ne se doutent de rien. Tout au bout du spectre, on trouve les plus âgés. La solitude, un certain sentiment d'inutilité... ajoutez à cela le médecin qui prescrit «un petit verre au moment du coucher», et les aînés de la société entrent dans l'alcoolisme à la vitesse grand V. L'isolement et la respectabilité de l'alcool permettent aux personnes âgées de cacher leur consommation réelle et les progrès rapides de leur dépendance. Plus d'une grand-mère a pris son premier verre à l'âge de 60 ans, avant d'être amenée, quelques années plus tard, dans le service de désintoxication d'un hôpital, par une famille incrédule et choquée. Il est triste de constater que ni les médecins, ni les psychiatres, ni les membres d'église ne sont équipés pour traiter de manière efficace cette épidémie grandissante que représente l'alcoolisme. Le médecin généraliste prescrit généralement des tranquillisants à ses patients alcooliques plutôt gênants; l'alcoolique aime prendre un comprimé de valium avec sa boisson. Psychiatres et psychologues vont jusqu'à dévoiler les traumatismes de l'enfance et les alibis freudiens; les alcooliques acceptent avec reconnaissance toute explication qui justifie leur besoin d'un petit verre. Enfin, le chrétien, toujours bien intentionné – j'en étais un – assène quelques coups de Bible sur la tête de l'alcoolique. Celui-ci, la tête douloureuse et le cœur angoissé, prend alors un autre verre. Au milieu de cette accablante inefficacité, retentit une bonne nouvelle: il y a de l'espoir pour les alcooliques. Le sentiment prononcé d'impuissance avec lequel notre société aborde le problème de la dépendance est complètement trompeur. Ce pessimisme explique en partie pourquoi la grande majorité des alcooliques n'acceptent jamais de suivre un traitement. Il ne tient cependant pas compte du remarquable pourcentage d'alcooliques invétérés qui, ayant reçu une aide appropriée, sont ensuite en mesure de vivre une vie sobre et productive.

Notre propre cheminement, de l'impuissance à l'action efficace, commence par une étude sérieuse des causes de la dépendance. Pourquoi les gens deviennent-ils alcooliques? Une étude médicale récente apporte quelques éléments de réponse étonnants à cette question et nous amène à faire face à une réalité sérieuse. Peu d'entre nous, s'il y en a, peuvent dire: «Cela ne pourra jamais m'arriver».

CHAPITRE 2

Cela ne pourra jamais m'arriver

Betty Wilson avait épousé un brave homme. Bill était un excellent entrepreneur, le genre bon mari-bon père qui n'oublie jamais une fête ou un anniversaire. Il entraînait les équipes amateurs d'un club, conduisait les troupes de scouts et assistait chaque dimanche au culte de l'église baptiste locale. Le mercredi soir, il allait à la réunion de prière et le samedi matin, il prenait son petit déjeuner avec l'Association des Hommes d'Affaires du Plein Evangile. Aucune de ces réunions n'était, à ses yeux, un simple rituel religieux. Bill était un chrétien consacré, qui désirait sincèrement pratiquer sa foi.

La pierre d'achoppement de Bill était l'alcool. Il buvait régulièrement depuis les premières années de son mariage. A l'âge de quarante ans, c'était un alcoolique invétéré. Cette situation provoquait chez Bill et Betty une immense angoisse. Chaque matin, dans leurs moments de prière personnels, ils suppliaient Dieu de délivrer Bill du désir de boire. Et chaque soir, vers six heures, Bill était déjà ivre.

Quand Bill et Betty vinrent à mon bureau la première fois, en 1978, Bill buvait une bouteille de vodka par jour. L'histoire qu'ils me racontèrent et l'examen médical qui s'ensuivit confirmèrent qu'il était parvenu à un stade avancé d'alcoolisme et qu'il était peu probable qu'il puisse s'en sortir sans aide extérieure. J'exhortai fortement Bill à suivre un traitement dans un centre local, et je dirigeai Betty vers une organisation de leur quartier qui s'occupait des familles aux prises avec l'alcoolisme. Betty, dont le propre père était un alcoolique, alla à des réunions et commença à lire les derniers ouvrages disponibles sur l'alcoolisme. Bill consulta ses enfants et son pasteur, et il découvrit qu'ils étaient tout aussi sceptiques que lui concernant le traitement professionnel qu'on lui conseillait. Il décida de ne pas suivre mon conseil et prit une fois de plus la résolution d'arrêter de boire par ses propres efforts.

Deux ans plus tard, au cours d'une soirée particulièrement arrosée, Bill eut une crise cardiaque. Etendu sur son lit d'hopital, il réalisa qu'il était incapable de lutter contre l'alcool et qu'il avait besoin d'aide pour arrêter de boire. Il accepta d'entrer dans un centre de traitement dès qu'il serait rétabli, et il commença à réfléchir à sa situation d'alcoolique.

Une semaine après sa sortie de l'hôpital, Betty, sa femme, téléphona en disant qu'il était étendu, sans connaissance, sur le sol de la cuisine. Quand j'arrivai quelques minutes plus tard, Bill était mort.

Après la mort de Bill, Betty se retrouva seule. La même année, sa maison fut cambriolée et les biens qu'elle et Bill avaient amassés ensemble disparurent d'un seul coup. Betty plongea alors dans une profonde dépression et ce n'est qu'au prix d'efforts considérables qu'elle parvenait à sortir de son lit, tous les matins.

Un soir, en rentrant de son travail, Betty s'arrêta dans un magasin pour acheter une bouteille de champagne rosé. Elle but un verre, et l'oppression qu'elle ressentait, au niveau de la poitrine, disparut. Pour la première fois depuis des mois, elle dormit profondément et se réveilla détendue et comme rafraîchie.

Au bout de six semaines, Betty buvait deux verres de champagne tous les soirs. Pendant la journée, à son travail, elle dissimulait sa tristesse à ses collègues derrière un masque d'indifférence, et le soir, elle se précipitait à la maison pour noyer son chagrin dans l'alcool. «Cette bouteille aurait dû porter l'étiquette «A prendre en cas de douleur» se souvient Betty. «Elle était plus efficace que tous mes médicaments».

Puis Betty cessa d'assister à l'étude biblique du jeudi soir et de rappeler les amies qui lui avaient téléphoné dans la journée. Rien ne vint contrarier son ivrognerie: elle passa bientôt à trois verres de champagne tous les soirs. De temps à autre, elle se demandait si elle ne prenait pas une mauvaise habitude, mais sa crainte disparaissait toujours avec le premier verre.

Un soir, six mois seulement après avoir commencé à boire, Betty but, sans s'en rendre compte, toute une bouteille de champagne. Elle se sentit soudain très mal et s'évanouit dans la cuisine. Vers le milieu de la nuit, effrayée et honteuse, elle parvint à se traîner jusqu'à son lit. Très tôt, le lendemain matin, je me sentis poussée à l'appeler pour lui demander si elle n'avait pas un problème avec l'alcool. Quelle «coïncidence divine»!

Depuis le dernier examen médical de Betty, je me demandais si le long chagrin qu'elle semblait endurer n'était pas un symptôme d'alcoolisme.

«Le coup de téléphone arriva si tôt que je n'avais encore aucun maquillage», se souvient Betty. «Sans ce masque, il semblait plus facile de dire la vérité. Je regrettai immédiatement mon honnêteté, mais c'était trop tard».

Pendant les trois mois qui suivirent, Betty se prêta à une «expérience de contrôle de la boisson» avec l'aide d'un psychiatre local. Utilisant un système bien étudié de changement de marques de vin et de types de boisson, elle tenta de se limiter à deux verres par soirée. A sa grande surprise, elle remarqua qu'elle était totalement incapable de contrôler la quantité d'alcool qu'elle buvait à chaque séance. Elle buvait toujours jusqu'à ce qu'elle soit ivre.

Une semaine après le début de l'expérience, le psychiatre de Betty sut qu'elle était une alcoolique. Betty elle-même était convaincue qu'elle ne pouvait être accrochée à ce point après seulement six mois de boisson, et elle poursuivit pendant trois mois ses efforts en vue de contrôler sa consommation. A la fin, elle dut reconnaître qu'elle était totalement impuissante devant l'alcool.

«Il m'était pratiquement impossible d'accepter l'idée que j'étais une alcoolique» se rappelle Betty. «Après avoir grandi auprès d'un père alcoolique, puis avoir été témoin de la souffrance de mon mari, je ne pouvais croire que cela m'arrivait à moi, maintenant».

Aujourd'hui, Betty suit un programme spirituel de rétablissement et ne boit plus. Elle est retournée à l'étude biblique du jeudi et dîne une fois par semaine avec une association de «nouveaux célibataires» de son église. Trois années de sobriété la séparent désormais de sa dérive de six mois dans le monde de l'alcoolisme. De temps à autre, elle ressent encore un profond lésir de prendre «un petit verre». De tels moments lui rappellent la difficile éalité de la dépendance: en six mois à peine, elle franchit de manière lécisive la frontière qui sépare une consommation modérée d'alcool et le éritable alcoolisme.

Aux Etats-Unis, cent millions de personnes consomment régulièrement es boissons alcoolisées; environ dix millions sont, comme Betty Wilson, e des véritables alcooliques. Ces données s'appliquent non seulement aux ars et aux endroits où l'on sert des cocktails, mais aussi aux restaurants t aux réceptions privées. Sur dix buveurs, il y a au moins un homme, une mme ou un enfant qui ne peut plus contrôler la quantité d'alcool qu'il ou le consomme.

Pourquoi certaines personnes deviennent-elles alcooliques alors que autres sont capables de boire avec modération pendant toute leur vie?

Voilà une question qui intrigue les médecins et les profanes depuis des années. Les explications les plus populaires sont d'ordre psychologique. Les buveurs mondains, dit-on, savent se contrôler; les alcooliques souffrent avant tout d'un manque de volonté. «Je n'arrive pas à croire qu'il puisse se laisser aller ainsi!» «Mary Anne ne supporte pas l'alcool». Ces jugements, que l'on entend fréquemment, mettent en cause la personnalité même de l'alcoolique, en sous-entendant qu'il manque tout simplement d'auto-discipline; au pire, qu'il est moralement faible. Dans chaque cas, le message est le même: «Jamais je ne me laisserai aller à ce point».

Les explications biologiques ou sociales sont moins accusatrices. Beaucoup de gens croyent qu'il existe des problèmes physiques spécifiques chez les alcooliques: allergie, maladie du foie, diabète, manque de vitamines, déséquilibre de la chimie organique - et la liste continue. Les sociologues, d'un autre côté, mettent souvent l'accent sur l'enfance malheureuse, la désunion des foyers, les mauvais traitements infligés par les parents. Ils partent du principe que les enfants qui manquent d'affection se transforment en adultes assoiffés d'amour et dont le seul réconfort se trouve dans une bouteille.

Aucune de ces théories, pourtant bien intentionnées, n'est confirmée par les recherches. En fait, dans de nombreux cas, les études qui ont été soigneusement menées, ont non seulement réfuté de telles suppositions populaires, mais ont également montré que c'est le contraire qui est vrai. Par exemple:

1. *Il n'existe pas de «personnalité alcoolique».*

Les gens qui travaillent parmi les alcooliques savent que de nombreux traits de caractère se manifestent avec une fréquence peu commune chez les toxicomanes. Les alcooliques semblent, quant à eux, plus dépendants, plus anxieux, plus puérils, plus enclins aux problèmes oraux (tabagisme, bavardage, excès de table) plus égocentriques et moins en mesure de se contrôler que les non-alcooliques. La présence de ces similitudes psychologiques a poussé certains médecins à croire que les personnes mal affermies et dépendantes deviennent plus probablement des alcooliques que les individus heureux, bien équilibrés et indépendants d'esprit.

Cependant, une étude fascinante conduite par le Dr. George Vaillant à l'Université de Harvard est venue confirmer ce que de nombreux conseillers qui travaillent auprès des alcooliques soupçonnaient depuis longtemps: quels qu'ils soient, les traits de caractère communs à de nombreux alcooliques ne sont développés qu'après l'asservissement à la dépendance, et non avant. Les similitudes psychologiques sont donc une conséquence, non une cause de la dépendance, et les gens instables ou ceux qui souffrent de troubles émotionnels chroniques ne risquent pas plus de sombrer dans l'alcoolisme que leurs voisins heureux et bien équilibrés.

2. *L'alcoolisme n'a pas de cause physique connue.*

Beaucoup se sont efforcés de prouver, par des expériences scientifiques, qu'il existe des différences physiques évidentes entre les alcooliques et les non-alcooliques, et qui sont antérieures à la dépendance de l'alcool. Jusqu'à présent, personne n'y est parvenu. Si les chercheurs en neuro-chimie du cerveau font des progrès substantiels et pourront bientôt identifier un problème physique spécifique commun à tous les alcooliques, aucune des notions populaires concernant les causes de la dépendance ne se sont révélées exactes. Si les alcooliques souffrent d'allergies, de diabète, de manque de vitamines, de maladies du foie, c'est une conséquence de leur alcoolisme, non une cause.

3. *Une enfance malheureuse ne constitue pas une cause première de dépendance de l'alcool.*

Les enfants issus de foyers brisés ou qui ont été maltraités par leurs parents sont, comme on pouvait s'y attendre, des enfants «à haut risque» et peuvent certainement connaître de sérieux problèmes physiques et mentaux, une fois parvenus à l'âge adulte. Cependant, le fait d'avoir vécu une vie familiale difficile n'accroît pas les chances de l'enfant de sombrer dans l'alcoolisme à l'âge adulte. Ce qui est peut-être plus étonnant encore, c'est que les enfants de parents alcooliques ne risquent pas de devenir alcooliques pour la simple raison qu'ils ont grandi dans un foyer d'alcooliques. Pour chaque enfant provenant d'un foyer d'alcooliques et qui devient lui-même alcoolique «en réponse à» l'alcoolisme de son père ou de sa mère, il existe peut-être un autre enfant qui évite tout à fait l'alcool en réaction au comportement de ses parents.

S'il n'existe pas de problèmes psychologiques, physiques ou sociologiques connus, communs à tous les alcooliques, il n'en demeure pas moins vrai que certains d'entre nous risquent, plus que d'autres, de connaître la toxicomanie. Dans tous les cas, trois facteurs importants nécessitent un examen approfondi:

1. *L'arbre généalogique.*

Il est de plus en plus évident que l'alcoolisme, ou le potentiel de dépendance, se transmet de père en fils et de mère en fille, non à cause de mauvaises conditions de vie familiale, mais à cause des modèles hérités de la famille. Le rôle important de l'hérédité a été soutenu par plusieurs études indépendantes et a reçu récemment une extraordinaire confirmation de la part d'une recherche menée parmi des enfants adoptés en Suède, pays où les dossiers d'adoption sont traditionnellement bien tenus. Dans cette étude auprès d'un sous-groupe, on a constaté que les fils de pères alcooliques qui avaient été placés à leur naissance dans des familles de non-alcooliques avaient neuf fois plus de chances de devenir alcooliques que les garçons adoptés, nés de parents non-alcooliques. La transmission de mère à fille était, quant à elle, multipliée par trois. La génétique n'en est encore qu'à ses débuts, mais ancun de nous ne peut se permettre d'ignorer ces statistiques renversantes. Peut-être est-il temps pour nous tous d'examiner notre arbre généalogique. Y a-t-il un alcoolique dans la famille? Avons-nous un proche parent - père, mère, oncle, tante, grand-parent, frère ou sœur - qui a un problème avec la boisson?

Le buveur occasionnel, avons-nous appris, a une chance sur dix de connaître la dépendance de l'alcool. Avec un alcoolique dans son arbre généalogique, la consommation d'alcool se transforme en une véritable roulette russe. Des milliers d'alcooliques confirment l'histoire de Betty Wilson: l'alcoolisme est une dérive inconsciente vers la toxicomanie. Au moment où le buveur qui est «génétiquement prédisposé» réalise qu'il s'engage sur une route dangereuse, il est déjà trop tard. Il est esclave d'une dépendance dont il ne pourra se défaire sans aide.

Quand nous considérons la nature subtile de la dépendance et l'infinie valeur de toute vie humaine, créée d'une manière unique par Dieu dans un but particulier, ceux d'entre nous qui boivent et qui ont des antécédents d'alcoolisme dans leur famille doivent poser une question appréciable: cela en vaut-il la peine? Les bienfaits de l'alcool sont-ils si grands qu'ils compensent le risque de développer une dépendance incurable? Si la réponse à cette question est non, il est temps de trouver une méthode alternative de relaxation. Quand il y a des antécédents familiaux dans le domaine de l'alcoolisme, l'abstinence totale représente l'approche la plus responsable et la plus sensée.*

*2. *Les crises.*

John Swenson a pris sa retraite de directeur d'une usine de textile à l'âge

---

* *Les parents qui, en présence d'un antécédant familial de dépendance de l'alcool, ont peur que leurs enfants connaissent plus tard un problème, dans ce domaine, devraient se rappeler constamment que

de 65 ans. La soudaine transition d'un travail prestigieux et particulièrement accaparant à des journées de loisir interminables et «anonymes» provoquèrent rapidement chez lui un sentiment de lassitude et de dépression. Un ami bien intentionné lui conseilla d'égayer le début de la journée en ajoutant une petite goutte de vodka à son jus d'orange, au petit déjeuner. John, qui n'avait jamais été un buveur assidu, commença à avaler une vodka à l'orange avec ses céréales, tous les matins.

Moins d'un an plus tard, John buvait une bouteille de whisky par jour. Quand son ami inquiet l'amena à mon bureau dans une chaise roulante, John était l'alcoolique de son âge le plus malade que j'aie jamais vu. Il fallut deux mois avant qu'il ne soit capable de marcher avec une canne et d'entrer dans un centre de traitement.

Retraite, faillite, maladie, divorce, mort. Aucun d'entre nous n'est immunisé contre les crises personnelles, et pendant de telles périodes, nous devenons tous des personnes à haut rique, susceptibles de développer une accoutumance à l'alcool. Comme Betty Wilson ou John Swenson, nous pouvons être abstinents ou consommateurs modérés, et passer soudain par une expérience difficile qui nous poussera à chercher du réconfort dans l'alcool. Dans de telles périodes critiques, et même si dans le passé nous n'avons jamais eu l'habitude de boire ou que nous n'ayons pas d'antécédents familiaux dans ce domaine, il convient d'envisager sérieusement l'abstinence totale.

3. *La culture.*

«La consommation d'alcool est la même partout dans le monde». Telle était l'opinion avertie d'un expert européen en matière d'alcoolisme, jusqu'à ce qu'il se rende à Gallup, au Nouveau-Mexique (U.S.A.) C'est là, à la frontière d'une réserve d'indiens navajos, qu'il découvrit une ville littéralement peuplée d'alcooliques. Il y était presque aussi courant de rencontrer des indiens ivres, allongés sans connaissance dans la rue, que des bouteilles de bière vides, éparpillées le long de la route. Tous les mois, on y arrêtait huit cents personnes pour ivrognerie, et chaque nuit, près de deux cents indiens dormaient, dans le refuge d'une église, anéantis par l'alcool. «Il y a quelque chose d'horrible dans la manière de boire des navajos de Gallup» a écrit

---

les enfants d'abstinents «invétérés» - c'est-à-dire de ceux qui font continuellement de l'alcool une question capitale – sont – aussi étrange que cela puisse paraître – des enfants à haut risque, dans le domaine de l'alcoolisme. Une approche informative, éducative et dénuée de toute manifestation alarmiste est on ne peut plus nécessaire. La «lettre à mes petits-enfants» que vous trouverez dans l'Appendice A, à la fin de ce livre, est un exemple parmi d'autres d'une formation positive des enfants à risque.

Calvin Trillin. «Ce quelque chose ressemble moins à l'alcoolisme des quartiers malfamés des grandes villes qu'à une épidémie de l'époque médiévale».

Les Indiens d'Amérique, les Esquimaux, les Irlandais et les Français appartiennent tous à des cultures dans lesquelles l'alcoolisme a, depuis longtemps, acquis une dimension propre à une épidémie. Le nombre d'indiens et d'esquimaux qui vivent dans l'alcoolisme fait de ce fléau une véritable tragédie nationale. Cependant, ce sont les Français qui détiennent le record dans ce domaine. Le français moyen consomme l'équivalent de 6 à 8 Martinis par jour et 7% de tous les Français boivent en moyenne plus de 18 Martinis par jour.

A l'autre extrémité, on trouve les musulmans, les mormons, les Juifs et les Italiens. Les musulmans et les mormons, qui interdisent les boissons alcoolisées, ne connaissent pratiquement pas de problème d'alcoolisme dans leurs communautés. Les Juifs et les Italiens enregistrent également des taux étonnamment bas, dans ce domaine. Les Juifs, en particulier, font fréquemment l'objet des études des experts; bien que peu d'entre deux pratiquent l'abstinence totale, jusqu'à une période récente, on n'a rencontré chez eux que peu d'alcooliques.

Pourquoi certains peuples connaissent-ils un haut taux d'alcoolisme et d'autres pas? Ce n'est pas, comme on l'a souvent supposé, le fait de différences biologiques ou raciales. Les deux facteurs les plus importants sont l'attitude de ces peuples à l'égard de l'ivrognerie en public et le fait que l'on boit ou non en dehors des repas. Les peuples et les communautés qui ne boivent qu'au moment des repas et qui ne tolèrent pas l'ivrognerie en public, n'ont pas de taux élevés d'alcoolisme.

Lorsque nous examinons la culture américaine à la lumière de ces découvertes, les nouvelles ne sont pas encourageantes. Les Américains boivent habituellement en dehors des repas et tolèrent si bien les «beuveries» qu'il est difficile de distinguer, chez eux, les gros buveurs des alcooliques. Un étudiant en médecine m'a dit un jour: «Mon père ne pouvait pas se rendre compte que ma mère était une alcoolique tellement il buvait lui-même». Et un patient alcoolique m'a dit, quant à lui: «Je n'ai jamais eu à dissimuler mon alcoolisme parce que tous mes amis faisaient la même chose; le fait de beaucoup boire, dans les réceptions, n'était pas simplement acceptable, c'était LA chose à faire».

Cette attitude culturelle envers la consommation excessive d'alcool n'est pas un problème social mineur. Le fait de boire beaucoup est à l'alcoolisme ce que le fait de fumer est au cancer des poumons – un moyen efficace et sûr de développer une maladie mortelle. Même en l'absence d'une crise personnelle ou d'une prédisposition héréditaire, le fait de boire beaucoup peut mener presque n'importe qui, à tout moment de la vie, à l'alcoolisme.

Le rapport qui existe entre le fait de boire beaucoup et l'accoutumance a de profondes implications non seulement pour notre société, mais pour chacun de nous individuellement. Cela nous amène à faire face à une question importante et personnelle: combien est de trop?

CHAPITRE 3

Combien est trop?

«Je connais mes limites ». C'est la prétention hardie des gros buveurs qui boivent jusqu'à «rouler sous la table», et perdent peu à peu tous leurs amis. Les buveurs «mondains» qui s'arrêtent après un ou deux verres disent cela aussi, tout comme les gens qui choisissent de ne pas boire du tout. D'autres personnes peuvent avoir des problèmes de boisson, mais quant à nous, nous sommes certains de savoir quand abandonner.

Existe-t-il une certaine quantité d'alcool qu'une personne peut boire sans danger? C'est une question qui reste malheureusement sans réponse. La quantité d'alcool qui conduira une personne donnée à l'accoutumance est impossible à fixer; il y a trop de variantes. Néanmoins, il existe des exemples particuliers que nous ferions bien de garder en mémoire.

1. *Il y a des «intoxiqués de la première heure».*

Pour des raisons encore inconnues, certaines personnes sont profondément affectées par l'alcool dès leur tout premier verre. De telles personnes n'ont jamais l'occasion de boire en société; elles perdent immédiatement le contrôle de leur consommation de boisson.

Marty Mann raconte l'histoire d'une «intoxiquée de la première heure», une femme de 80 ans issue d'une famille éminente de la Nouvelle-Angleterre. Suivant le conseil de son médecin, cette grand-mère but son premier verre à l'âge de 79 ans et commença immédiatement à faire une razzia sur l'armoire à liqueurs de la famille. «De terribles récits vinrent tourmenter l'orgueil de la famille – voies de fait dans les bars publics, démarche chancelante le long de la rue principale, une bouteille calée au-dessous de chaque bras, policiers en effervescence... La famille prit alors la seule décision possible. C'est ainsi que l'on a appris récemment que la vieille dame était heureuse, dans un bon sanatorium, où les aimables médecins lui permettaient quatre verres par jour, et où elle passait son temps à chercher des complicités pour pouvoir obtenir un ou deux verres de plus».

On trouve des «intoxiqués de la première heure» dans toutes les tranches d'âge et bien qu'ils représentent une minorité, leur nombre est plus élevé que la plupart d'entre nous ne veulent le croire. Ces alcooliques peuvent appartenir à des familles qui ont déjà connu des problèmes d'accoutumance, mais dans l'état actuel des connaissances dans ce domaine, cela relève plutôt de la spéculation.

2. *Le fait de boire beaucoup ou de s'enivrer fréquemment est un facteur important dans le développement de l'accoutumance.*

Celui ou celle qui, régulièrement, boit jusqu'à l'intoxication, ou qui boit 3 ou 4 verres par jour, 3 fois ou plus par semaine, se place de lui-même dans une catégorie à «haut risque» et a toutes les chances de devenir alcoolique. Même en l'absence d'une prédisposition héréditaire, un tel abus de boisson, se prolongeant sur une période de 7 ou 10 ans, peut mener n'importe qui à l'accoutumance. En présence d'antécédants familiaux dans le domaine de l'alcoolisme, le fait de boire beaucoup prend l'allure d'un désir de suicide car tôt ou tard, cela finira par se payer. Ayant eu un père alcoolique, Betty Wilson devint elle-même esclave de l'alcool en six mois. D'autres personnes, qui ont des antécédants familiaux dans ce domaine, peuvent boire pendant 10, 20 ou même 30 ans avant de perdre le contrôle de leur consommation d'alcool.

Avec ou sans de tels antécédents familiaux, le fait de boire beaucoup fait toujours courir de gros risques. Peu importe le nombre d'années pendant lesquelles l'alcoolique évite avec succès la dépendance, chaque année qui passe augmente ses chances de devenir un alcoolique.

3. *Il n'existe pas de genres d'alcool sûr.*

Celui qui prétend ne pas pouvoir devenir alcoolique parce qu'il ne boit que de la bière se trompe lui-même, mais il ne trompe pas son foie. Certaines des vies les plus endommagées que j'aie pu voir étaient celles de buveurs de bière qui étaient tout étonnés d'apprendre qu'ils se tuaient eux-mêmes à coups de packs de bière. Ces gens-là étaient persuadés que la consommation de bière était moins dangereuse que la consommation de whisky ou de vodka, ou même de vin. La vérité est que l'alcool contenu dans une canette de bière équivaut à l'alcool contenu dans un cocktail ou un verre de vin. La formule est facile à retenir: 33 cl de bière = 16 cl de vin = un cocktail.

4. *Il n'y a pas de quantités sûres d'alcool.*

La quantité d'alcool que chaque personne peut boire sans être intoxiquée dépend de la taille, du sexe, de l'âge et du taux de son métabolisme. Betty Wilson buvait «beaucoup» avec deux verres de champagne par jour, et j'ai connu des patients qui étaient régulièrement intoxiqués avec une bière ou un verre de vin.

Sans tenir compte du genre ou de la quantité d'alcool consommée, et indépendamment du fait que la dépendance s'intalle immédiatement ou sur une période de plusieurs années, le résultat final est le même. Dès qu'une personne s'adonne à l'alcool, elle met en mouvement des forces sur lesquelles elle n'exerce plus de contrôle. Comme l'illustre l'histoire du Dr. Samuel Jackson, qui suit, l'alcoolique est pris dans une toile complexe et habilement tissée de désespoir.

CHAPITRE 4

Voyage dans le désespoir

Le Dr. Samuel Jackson avait 16 ans quand il but sa première liqueur forte. C'était en 1941. Sam avait été invité à un bal pour débutants, et la boisson servie ce jour-là était un cocktail maison à base de fruits arrosé de punch. Après le premier verre, la timidité naturelle de Sam sembla disparaître. Après le deuxième, il se sentit anormalement spirituel et exceptionnellement élégant sur la piste de danse. A minuit, il était gravement intoxiqué. Il reconduisit ses amis et rentra chez lui à une vitesse dangereusement élevée, et au matin, il avait une sérieuse «gueule de bois.» Cela semblait un petit prix d'adulte à payer pour une soirée à succès.

Quatorze ans plus tard, Sam était un médecin de famille bien établi dans une petite ville à l'ouest des Etats-Unis. Il avait épousé sa bien-aimée rencontrée au lycée et elle attendait le troisième de leurs quatre enfants. Membre actif de son église locale, Sam prenait le temps, en dehors de sa profession très exigeante, de chanter dans la chorale de l'église et d'enseigner une classe d'école du dimanche pour adolescents. Les pages de sa Bible portaient la marque des heures qu'il avait consacrées à l'étude personnelle.

Depuis son passage au lycée, les habitudes de boire de Sam avaient changé plusieurs fois. Il partit à l'armée à l'âge de 18 ans et pendant 3 ans, il but sporadiquement mais énormément. A la fin de la guerre, il entra à l'Université et passa ses nuits du samedi au dimanche à boire avec ses camarades d'études. A la faculté de médecine, Sam cessa de boire tout à fait. Parvenu à la trentaine en homme marié au revenu substantiel, il se joignit à un club et commença à boire, le week-end, avec ses amis du golf.

Pendant les dix années qui suivirent, Sam se mit à boire de plus en plus jusqu'à 3 ou 4 fois par semaine et, occasionnellement, à se soûler le week-end. La femme de Sam s'opposait fortement à son ivrognerie. Offensé de l'intervention de sa femme, Sam arrêtait souvent de boire pendant plusieurs mois.

Au début de la quarantaine, Sam se mit à boire de manière quotidienne. Il se versait un verre dès qu'il rentrait à la maison et, souvent, prenait encore deux ou trois verres pendant la soirée. Sa femme était alarmée par ce changement dans ses habitudes de boire, au point qu'un jour, elle décida de partir pour plusieurs mois. Comme il attachait plus de valeur à la vie conjugale qu'à la vodka, Sam réduisit substantiellement sa dose d'alcool.

En 1976, la femme de Sam fut sérieusement blessée dans un accident de voiture et resta clouée au lit de manière permanente, atteinte d'une légère lésion au cerveau. Sam se retrouva seul à devoir prendre soin de sa femme, d'un fils de 9 ans, d'une grande maison et d'une importante clientèle.

Ecrasé par sa solitude et ses nouvelles responsabilités, Sam augmenta sa consommation d'alcool. Chaque soir, de retour à la maison après ses visites à l'hôpital, il préparait le souper pour sa femme et son fils, et se versait un grand verre de vodka. Il buvait ainsi 3 ou 4 verres avant d'aller au lit et souvent, il s'endormait dans le salon.

Deux ans après l'accident de sa femme, Sam buvait plus de 4 litres de vodka par semaine. Il commença alors à s'inquiéter de plus en plus de cette grande consommation d'alcool. A plusieurs reprises, il cessa de boire pendant plusieurs semaines d'affilée. Pendant ces périodes d'abstinence, son désir d'alcool devenait comme une présence irrésistible et presque physique, qui demeurait constamment à ses côtés. Dès qu'il se réveillait, il se forçait consciemment à *ne pas* boire. Cette bataille de tous les instants épuisait ses ressources physiques et mentales, et quand une publicité télévisée sur la bière ou une dose irréfléchie de sirop pour la toux venait enfin à bout de sa résistance, il avait l'impression qu'une victoire venait juste d'être remportée. Le seul moment où il réussissait à penser à autre chose qu'à l'alcool, c'était quand il buvait.

Sam souffrait maintenant d'hypertension artérielle, de diarrhée chronique, d'ulcère à l'estomac, de douleurs dans les bras et les jambes et de «tremblements» matinaux. Il pouvait à peine tenir sa brosse à dent, et chaque matin, le goût du dentifrice le faisait vomir dans l'évier.

Si les matins étaient difficiles, les journées semblaient interminables. «Vous ne pouvez imaginer le travail que cela demande d'être un alcoolique et d'exercer un métier exigeant», dit Sam. «Quand je travaillais, je ne buvais jamais avant 17 h 30, mais j'avais toujours la nausée, j'étais malade, et je luttais contre un terrible désir de boire. Je pouvais à peine penser, et pourtant, je devais fonctionner à un niveau extrêmement élevé».

Grâce aux gouttes au menthol pour la toux et aux bonnes intentions de son médecin, aucun des amis ou des patients de Sam ne sut qu'il avait un problème d'alcoolisme. Ce fut pendant les urgences de nuit que Sam commença à glisser de manière notoire. Plus d'une fois, il minimisa le sérieux de l'état d'un patient afin de ne pas devoir conduire, car il était sous l'emprise de l'alcool. S'il devait se rendre à l'hôpital, il prescrivait des médicaments ou faisait des diagnostics dont il ne se rappelait même plus le lendemain. Il mettait ses pertes de mémoire sur le compte de la fatigue; des infirmières et des médecins sympathisants couvraient ses erreurs. En même temps, soucieux de réduire au minimum le nombre de ses sorties en voiture la nuit, Sam travaillait dur pour aider à établir en ville un service d'urgence qui s'occuperait des appels de nuit.

En dépit de son accoutumance à l'alcool, Sam ressentait une énorme responsabilité envers le bien-être de son fils, et faisait des efforts constants pour être un bon père. Il était président de la ligue de football locale, participait régulièrement au transport des joueurs de la division inférieure, et emmenait souvent son fils et ses jeunes amis faire du patin à roulettes, même si parfois il ne se souvenait pas de la route à prendre pour revenir chez lui.

Chaque dimanche, Sam envoyait son fils à l'église, mais il n'assistait plus lui-même aux réunions. «C'était tout simplement trop pénible» explique Sam. «J'enviais les gens qui étaient présents, et je désirais sincèrement donner ma vie à Dieu, mais elle ne m'appartenait plus depuis longtemps».

N'ayant plus la force de fréquenter ses amis ou de répondre aux invitations à dîner, il ne connaissait plus qu'un seul facteur constant dans sa vie: c'était la culpabilité. «Je me méprisais. Je me sentais coupable de boire, d'être un médecin incompétent et un mauvais père, et de haïr quiconque osait se mettre entre moi et ce dont j'avais le plus besoin - un verre. Je traversais chaque journée avec le sentiment d'être un nerf à vif. Je désirais blesser les gens et je désirais me faire du mal à moi-même pour me punir d'avoir de si terribles sentiments».

Peu importe à quel point Sam se sentait misérable à cause de son ivrognerie, il savait qu'il y avait un remède. Pour peu qu'il puisse mettre la main sur une bouteille, deux verres suffisaient à faire disparaître sa colère et sa haine de lui-même. «Je ne me sentais un véritable être humain que 15 ou 20 minutes par jour», se souvient Sam. «C'était entre le second et le troisième verres. La douleur était une partie acceptable de la vie, et elle était là depuis si longtemps que je ne m'attendais pas à ce que cela change.

Mais au moins pour quelques minutes, chaque soir, la vie était supportable».

En janvier 1981, dans un moment de distraction, Sam accepta de chanter dans la chorale de l'église pour une série de réunions spéciales. Avant chaque réunion, son irritation allait croissante; la possibilité de boire était reportée en moyenne de trois heures, chaque soir. Après chaque réunion, il combattait un accablant désir de confesser son alcoolisme à l'église. «Je désirais tellement être aidé» dit Sam, «mais dans ma tête il y avait une voix qui ne cessait de dire: «Ne fais pas l'idiot. Tu sais très bien que tu ne veux pas arrêter de boire. Tu ne peux pas imaginer la vie sans alcool. Si tu leur dis que tu es un alcoolique, tout le monde le saura - et toi tu continueras à boire'».

Le soir de la dernière réunion, Sam se hâtait vers la porte pour aller boire lorsqu'il fut arrêté dans le hall par une amie visiblement inquiète. C'était une femme dont il avait négligé la mère âgée, lors d'un appel urgent, la nuit, alors que cette personne âgée se trouvait dans une maison de retraite locale. Ce soir-là, cette femme fut troublée par l'apparence triste de Sam et elle demanda des nouvelles de sa femme. «Mon problème, ce n'est pas ma femme», répliqua sèchement Sam, «mon problème, c'est l'alcool. Je ne peux pas m'arrêter de boire».

La confession inattendue de Sam provoqua une réunion de prière avec les anciens de l'église, et Sam reçut un désir instantané d'arrêter de boire. Son désir insatiable d'alcool disparut pour un temps. Pendant ce temps-là, je rencontrai Sam à une conférence, dans une église. J'écoutai son histoire, et le dirigeai vers un groupe local d'aide aux alcooliques.

Sam était convaincu qu'il ne serait plus jamais tenté de boire, mais par mesure de précaution, il alla vers ce groupe de soutien et s'y fit immédiatement des amis. Plusieurs mois plus tard, surgissant de nulle part, son désir de boire revint avec une terrible intensité. A ce moment-là, Sam était entouré d'un puissant réseau de soutiens, et pour la première fois de sa vie, il résista à son ardent désir d'alcool.

Aujourd'hui, Sam est sobre. Ses amis et ses patients se demandent pourquoi il a l'air d'avoir rajeuni de dix ans, et Sam s'étonne encore de s'éveiller chaque matin sans ressentir la moindre douleur. «Ma tête ne me fait pas mal, mes mains ne tremblent pas, et je ne sens pas la gêne habituelle dans mon estomac. Je ne pensais pas que je pourrais un jour me sentir aussi bien».

Avec l'aide de Dieu, Sam resta sobre «un jour à la fois». «L'alcool est patient», dit Sam, «il vous attend. Au fils des mois, les choses deviennent plus faciles, mais le désir de boire revient quand je m'y attends le moins.

Je ressens alors un désir soudain et quasi irrésistible de prendre «juste un petit verre».

Sam Jackson n'est qu'un de ces 13 à 25.000 médecins américains qui ont franchi de manière permanente la ligne entre la consommation d'alcool, lors de soirées ou de cocktails, et le véritable alcoolisme. Ces médecins, en compagnie de millions d'autres alcooliques, ne boivent plus pour se sentir bien. Ils boivent pour se sentir normaux. Dans de nombreux cas, ils savent qu'ils boivent jusqu'à la mort, mais comme Sam, ils ont plus peur de ne pas boire que de mourir.

Quel est ce désordre étrange et déroutant qui pousse tant de nos meilleurs et nos plus brillants citoyens à se détruire? Une mauvaise habitude? Un manque de volonté? Une maladie?

Pour répondre à ces questions, il nous faut d'abord assimiler quelques faits fondamentaux sur l'alcool et la nature de l'accoutumance.

CHAPITRE 5

Abus contre dépendance

«L'alcool», a écrit George Bernard Shaw, «rend la vie supportable pour des millions de gens qui ne pourraient endurer leur existence s'ils étaient tout à fait sobres. Il permet au Parlement de faire à 11 h 00 du soir des choses qu'aucune personne saine d'esprit ne ferait à 11 h 00 du matin».

Pendant des centaines d'années, l'alcool a constitué le «summum» traditionnel de la culture occidentale. Son utilisation et son acceptation générales, autant que sa légalité, ont servi à masquer un fait important: l'alcool, notre lubrifiant social national, est une drogue.

Médicalement parlant, l'alcool est un facteur irrégulier d'inhibition du système nerveux central. Pour parler plus simplement, disons qu'il s'interpose de manière progressive et prévisible dans les fonctions de contrôle exercées par le cerveau.

En petites quantités, souvent un verre ou moins, l'alcool agit sur cette partie du cerveau qui contrôle les inhibitions. Il détend ou ôte les contraintes qui gouvernent le comportement, donnant au buveur un sentiment d'euphorie et de bien-être. Cette libération des émotions de leurs contrôles habituels, appelé également effet de «changement d'humeur», a souvent pour conséquence que l'alcool se voit considéré à tort comme un stimulant. En fait, c'est un inhibiteur qui ralentit l'intellect et les autres fonctions du corps.

Consommé en grandes quantités, l'alcool déprime le cervelet et s'interpose dans le mécanisme d'équilibre du corps. Le buveur commence à tituber, et il ne parle plus vraiment, il bredouille. Son esprit critique étant sérieusement altéré, le buveur n'est pas conscient du fait qu'il ne peut plus marcher convenablement - ni conduire. Pour la plupart des gens, deux verres et demi d'alcool consommés en l'espace d'une heure suffit amplement à rendre la conduite hautement risquée.

Consommé en très grandes quantités, l'alcool anesthésie le cerveau, le centre de contrôle de la respiration et des battements du cœur. Une bouteille de whisky bue en une heure suffit normalement à paralyser complètement le tronc du cerveau et plonger le buveur dans un coma éthylique. Cet effet mortel de l'alcool est généralement méconnu. Chaque année, un certain nombre de lycéens et d'étudiants d'universitaires sont admis en urgence à l'hôpital et meurent à leur arrivée parce qu'ils ont relevé le défi de boire «cul sec» un carton de six canettes de bière ou une bouteille de vodka.

Tel une drogue toxique qui ne requiert aucun processus de digestion, l'alcool est distribué uniformément à travers les tissus et les cellules du corps. Le taux d'absorption dépend de facteurs tels que la quantité de nourriture contenue dans l'estomac et la teneur en alcool de la boisson concernée. Plus la concentration en alcool est élevée, plus vite cet alcool est absorbé par le corps. Le whisky remonte plus que la bière.

L'alcool est éliminé du corps d'abord par le foie, l'outil de désintoxication du corps. Le foie procède à l'élimination de l'alcool, à raison d'un verre environ par heure: un cocktail, un verre de vin de 16 cl ou un verre de bière de 33 cl. Il ne peut accélérer ce processus. Par conséquent, si une personne consomme le contenu de deux verres en une heure, l'un des deux continuera à circuler à travers le corps pendant que le foie traitera l'autre. Six verres avalés en l'espace d'une heure laissent le buveur dans un état d'intoxication cinq heures de plus.

Pourquoi l'alcool a-t-il un effet d'accoutumance? Personne ne le sait vraiment. On pense que de nombreuses drogues, telle que la morphine, «accrochent» par le moyen de récepteurs spécifiques situés sur la paroi de la cellule nerveuse, et l'on pense que cela est peut être également vrai pour l'alcool. Il semblerait, en outre, que l'exposition prolongée aux méfaits de l'alcool provoque des changements au niveau des membranes des cellules nerveuses, les rendant à même de fonctionner normalement, même lorsqu'elles sont saturées d'alcool. Si cela est vrai, il est possible qu'un jour, on puisse expliquer certains symptômes de manque ainsi que le phénomène de «tolérance» - c'est-à-dire la faculté de boire des quantités de plus en plus grandes d'alcool - par le fait qu'ils constituent une conséquence de l'habileté de la cellule nerveuse à s'adapter à un environnement toxique.

Quelle que puisse être la base physiologique de l'alcoolisme, l'accoutumance à l'alcool ne peut être expliquée uniquement en termes de dépendance physique. Le besoin physique d'alcool de l'alcoolique, bien qu'astreignant, est inséparablement lié à une puissante dépendance de nature émotionnelle. Cette dépendance émotionnelle, comme nous le voyons dans l'histoire du Dr. Samuel Jackson, est enracinée dans les propriétés de l'alcool qui lui permettent de changer l'humeur de la personne et d'affecter chaque aspect de la personnalité humaine. Il nous rend aussi capables d'établir une distinction, au moins en théorie, entre les personnes qui boivent simplement trop et celles qui sont véritablement dépendantes de l'alcool.

La personne qui abuse occasionnellement de l'alcool

Pendant la plus grande partie de sa vie d'adulte, le Dr. Samuel Jackson n'était pas un alcoolique. C'était un gros buveur, une personne qui abuse de l'alcool. A partir de l'âge de 16 ans, quand il découvrit pour la première fois les joies de l'intoxication, Sam but rarement moins de 3 à 4 verres à la fois. Il aimait l'effet de trouble d'humeur produit par l'abus d'alcool, et selon que les circonstances le permettaient, il se mit à boire de plus en plus souvent.

Comme la plupart de ceux qui abusent occasionnellement de l'alcool, Sam pouvait choisir quand boire, comment boire ou même s'il allait boire. Quand sa femme le quitta pour plusieurs mois, elle éleva le prix de son intoxication au-delà de ce qu'il était prêt à payer. Les pénibles conséquences de l'abus de la boisson l'emportèrent soudain sur son plaisir, et Sam diminua sa consommation.

Des milliers, voire même des millions de consommateurs «abusifs» d'alcool font des expériences semblables chaque année. Telle jeune fille boit trop lors d'une réception au club des étudiantes; elle vomit sur sa robe et se réveille le lendemain matin, la tête lourde de souvenirs pénibles. La brève euphorie qu'engendre l'ivresse est oubliée dans la souffrance que provoque l'embarras, quand on doit affronter le regard des autres. Cette jeune fille décide alors de ne plus jamais boire autant. Tel membre respecté de la communauté s'enivre à la saint Sylvestre, a un accident sur le chemin du retour, et doit ensuite comparaître devant le tribunal pour «conduite en état d'ivresse». Sa famille est fâchée. Il paie une forte amende et promet qu'il a bu son dernier verre. Le problème est alors résolu.

La personne qui est adonnée à l'alcool

Pour celui qui est adonné à l'alcool, toutefois, les problèmes n'ont pas de fin. L'alcoolique ne sait généralement pas prévoir quand il va boire ou combien il boira, et il continue à boire même après que l'alcool lui ait causé des ennuis dans un ou plusieurs domaines de sa vie - famille, amis, santé, travail, finances, etc. A la différence de celui qui abuse occasionnellement de l'alcool, celui qui est adonné à l'alcool n'a plus le contrôle de sa propre volonté. Son centre interne de prises de décisions et de choix librement consentis a été conquis par l'alcool et il n'est pas capable de choisir de ne pas boire.

Cette perte de contrôle de soi est extrêmement difficile à comprendre pour ceux qui boivent en société et pour les abstinents. Il est tentant de rejeter l'alcoolisme comme étant le seul problème des personnes qui n'ont que peu ou pas de volonté, mais la vérité est qu'une ferme détermination n'est pas une défense suffisante contre l'accoutumance. J'ai vu plus d'une personne entêtée et volontaire boire malgré elle jusqu'à la mort, et la seule différence significative que j'aie remarquée entre des personnalités faibles et fortes est que les alcooliques «à forte volonté» continuent à boire avec des méthodes plus agressives.

L'accoutumance à l'alcool étant seulement un aspect - l'aspect extrême - de tout le spectre représenté par la consommation d'alcool, il est impossible de déterminer exactement où finit l'abus et où commence l'accoutumance. Sam Jackson a abusé de l'alcool jusqu'à l'accident de sa femme. Peu de temps après, il est devenu un alcoolique. Il lui a fallu plus de 30 ans d'abus pour franchir le cap de l'accoutumance, mais pendant toute sa vie d'adulte, il n'a été qu'à un petit pas des ennuis. L'euphorie qui pousse le grand buveur à risquer l'embarras ou un accident grave n'est qu'un souvenir lointain pour l'alcoolique. Il dépend toujours de l'alcool pour changer d'humeur, mais il boit d'abord pour engourdir sa douleur, non pour se sentir bien. La constante agitation physique produite par son désir incontrôlable d'alcool associée à une culpabilité paralysante et à la haine de soi, se liguent pour prendre l'alcoolique au piège et le plonger dans un état chronique caractérisé par l'angoisse mentale. Même le plus courageux des hommes ne peut vivre indéfiniment dans un tel état. Le soulagement étant aussi proche de lui que le magasin de liqueurs du quartier, l'alcoolique s'enfonce inévitablement dans l'intoxication, qu'il choisisse consciemment de boire ou de ne pas boire.

Contrairement à la croyance populaire, il n'est pas nécessaire de boire jour et nuit pour être un alcoolique. L'une des formes les plus déconcertantes de l'alcoolisme est la soûlerie, une forme de dépendance qui voit le buveur s'enivrer chaque semaine ou chaque mois, tout en restant sobre la plupart du temps. Souvent, le temps qui s'écoule entre deux soûleries devient de plus en plus court, mais ce n'est pas toujours le cas. Même les alcooliques à long terme peuvent passer par des périodes de sobriété allant jusqu'à deux ans ou plus, et de nombreux alcooliques cessent de boire périodiquement pour prouver à leurs familles et à eux-mêmes qu'ils sont des consommateurs modérés d'alcool. Tôt ou tard, cependant, la période de mise à l'épreuve prendra fin, et l'alcoolique se mettra de nouveau à boire *malgré lui* jusqu'à l'intoxication.

L'alcoolisme est-il une maladie - ou un péché?

Quand médecins et personnel médical parlent de l'alcoolisme comme d'une maladie, de nombreuses personnes s'irritent, et à juste titre. Ils considèrent l'emploi du mot «maladie» dans un tel contexte comme l'effet d'un stratagème «humaniste», une tentative moderne de nier la culpabilité évidente de l'homme et d'ôter à l'alcoolique toute responsabilité vis-à-vis de son propre comportement.

Du point de vue chrétien, la consommation excessive d'alcool, ou ivrognerie, est clairement dénoncée comme relevant de l'immoralité. Alors que la société occidentale contemporaine accepte l'intoxication dans certaines limites (ce n'est rien d'être ivre dans une réception, mais pas derrière le volant), la Bible, quant à elle, condamne sans ambages l'ivrognerie. L'apôtre Paul dit:

> «Or, les œuvres de la chair sont manifestes, ce sont: l'impudicité, l'impureté, la dissolution, l'idolâtrie, la magie, les inimitiés, les querelles, les jalousies, les animosités, les disputes, les divisions, les sectes, l'envie, l'ivrognerie, les excès de table, et les choses semblables. Je vous dis d'avance, comme je l'ai déjà dit, que ceux qui commettent de telles choses n'hériteront point le royaume de Dieu.» (Galates 5.19-21).

Il n'est pas difficile de comprendre pourquoi Paul parle si fortement. La consommation abusive d'alcool joue un rôle non négligeable dans la plupart des meurtres, des agressions, des mauvais traitements infligés aux enfants, des accidents mortels de la circulation, et de la plupart des cas d'incendies et de noyades. C'est aussi un facteur essentiel dans le développement de l'accoutumance à l'alcool. Pour toutes ces raisons, nous rendons à la société et à nous-mêmes un mauvais service lorsque nous rions de l'ivrognerie ou que nous la traitons à la légère.

Alors que celui qui abuse de l'alcool choisit consciemment de s'enivrer, l'alcoolique boit malgré lui. Le pouvoir de sa volonté est au service de son accoutumance et il ne peut pas résister à son ardent besoin d'alcool. Dire à un alcoolique chronique de se prendre en main et d'arrêter de boire, c'est comme dire à un homme qui saute d'un immeuble de neuf étages de ne descendre que trois étages. Les mots n'ont aucun effet sur l'issue qui, désormais, est inévitable.

A cause de l'impuissance de l'alcoolique, et du fait que son accoutumance suit un modèle que l'on peut prévoir et qu'il existe dans ce domaine un élément héréditaire évident, il n'est pas inapproprié de considérer l'alcoolisme comme une maladie. Cependant, ce n'est jamais une maladie purement physique; l'alcoolisme est plutôt une maladie de la personne tout entière. Si la personne qui souffre du diabète ou du cancer peut avoir un esprit sain et des sentiments normaux, continuer à entretenir de profondes amitiés et des liens familiaux, l'alcoolique perd souvent tout son réseau de relations. Il est malade dans son corps, son esprit, ses émotions, son âme et ses relations avec les autres, et à moins qu'il n'obtienne de l'aide dans ces cinq domaines, ses chances de guérison seront très faibles.

« D'abord l'homme prend un verre, puis le verre prend un autre verre, puis le verre prend l'homme ». Cet ancien proverbe le dit bien. Quelle que soit l'étiquette dont nous affublons l'alcoolisme, la dépendance a une vie en elle-même. L'alcoolique a mis en action des forces puissantes sur lesquelles il n'a pas de contrôle, et il commence à montrer les symptômes attendus mais souvent méconnus de la dépendance totale.

CHAPITRE 6

Les signes avertisseurs

«Plus tôt le diagnostic est établi, meilleur sera le pronostic». C'est un simple principe médical qui s'applique aussi bien à l'alcoolisme qu'au cancer ou à la maladie de cœur. Statistiquement parlant, plus tôt nous identifions le problème de la dépendance, plus la probabilité est grande que l'alcoolique guérisse. Le contraire est également vrai. Plus longtemps nous attendons pour diagnostiquer l'alcoolisme, plus les chances de l'alcoolique de guérir sont minces. L'accoutumance à l'alcool est un désordre progressif et chronique et qui, si on le laisse suivre son cours, ne peut plus qu'empirer. Plus un alcoolique boit, plus il se détruit. Quand il a finalement tout perdu – sa personnalité, sa famille, ses amis, sa santé et son travail – l'alcoolique entre dans la phase finale de sa maladie et il ne lui reste plus alors de raisons de vivre, encore moins de rester sobre.

Il n'est jamais trop important de reconnaître les signes avant-coureurs de l'accoutumance. Malheureusement, les symptômes les mieux connus de l'alcoolisme sont des désordres physiques qui n'apparaissent qu'au dernier stade de l'accoutumance: la rougeur du visage, l'accroissement de volume du nez, et la cirrhose du foie. On décèle souvent moins facilement, bien qu'ils soient importants, les désordres spécifiques du comportement et les premiers signes physiques avertisseurs de l'accoutumance. Tous les alcooliques ne présentent pas l'ensemble de ces symptômes, mais il existe un certain comportement particulier qui peut être reconnu par les membres les plus vigilants de la famille, ainsi que les amis, les employeurs ou les employés.

La maladie de l'esprit

Bien avant qu'un grand buveur ne devienne un alcoolique, sa relation avec Dieu est grandement endommagée. Le fait de boire beaucoup endort l'intelligence spirituelle et conduit souvent le buveur à violer ses propres principes moraux. Tel une drogue affectant l'humeur, l'alcool agit directement sur le cerveau, affaiblissant ou levant totalement nos interdictions innées envers certaines formes de comportement. Nous sommes tous bien plus dépendants de ces inhibitions que nous voulons bien le croire, et sans elles, nous sommes enclins à nous laisser contrôler par les faiblesses particulières à notre propre caractère - la colère, l'apitoyement sur soi, l'envie, la haine, la violence, la luxure, et ainsi de suite. L'homme ou la femme qui possède d'excellentes valeurs familiales peut boire à l'excès, passer au stade de l'euphorie et se mettre ensuite au lit avec la première personne venue. Avec la dissipation des effets de l'alcool, un sentiment profond de culpabilité et de honte se manifeste. Si la mésaventure n'est pas confessée, les sentiments de honte sont certes étouffés, mais le souvenir n'en reste pas moins vivant. Ce souvenir affectera continuellement la vie morale déjà entachée du buveur.

Pour l'alcoolique, le dommage moral ne prend jamais fin. Il viole sans cesse son propre sens du bien et du mal en proférant de petits mensonges, en fraudant sur son lieu de travail, en cachant des bouteilles, en volant, et en maltraitant verbalement ou physiquement les autres membres de sa famille. Plus fréquemment que nous ne le pensons, les alcooliques commettent viols, incestes et meurtres.

Aussi tordues et imprévisibles que puissent devenir les actions de l'alcoolique, sa conscience n'est jamais complètement dissoute dans l'alcool. Il est toujours conscient de sa corruption morale, et sa culpabilité le tourmente. «Il est impossible de décrire la souffrance intérieure vécue par l'alcoolique» dit le Dr. Samuel Jackson. «Aussi arrogant ou présomptueux qu'il paraisse, ses émotions principales sont la honte et la haine de lui-même».

Accablés par ce puissant sentiment de condamnation, la plupart des alcooliques finissent par quitter l'église. Ils qualifient alors les membres de l'église d'hypocrites, bien qu'ils envient secrètement leur apparence de respectabilité. Quelques alcooliques continuent à assister aux services religieux, mais quelle que soit la sincérité avec laquelle ils cherchent à servir Dieu, leur spiritualité est dépourvue de toute force.

Aucun alcoolique ne peut survivre indéfiniment à l'isolement spirituel et à la haine de soi qu'engendre la dépendance. Un nombre important d'alcooliques choisissent en fin de compte de se suicider; le taux de suicide est 30 fois plus élevé chez eux que dans le reste de la population. La grande majorité des alcooliques, cependant, survivent suffisamment longtemps pour boire jusqu'à la mort. Pour ce faire, ils doivent utiliser le système de défense sophistiqué par lequel l'âme humaine blessée se protège elle-même de l'effondrement.

La maladie de l'âme et des émotions

Très tôt, dans le processus d'accoutumance, l'alcoolique passe de l'*anticipation* à la *préoccupation* de boire. Il n'attend plus simplement l'occasion de boire, il ne pense plus qu'à cela. Son énergie mentale et émotionnelle est presque exclusivement dirigée dans le sens de la protection de son droit à boire et à vivre, en se respectant lui-même de moins en moins. En conséquence, il commence à présenter les symptômes que l'on pouvait prévoir.

Justification et projection: «J'avais toujours une raison convaincante pour boire» se souvient un patient alcoolique de 45 ans. «Premièrement, je buvais pour être sociable. Puis je buvais pour me relaxer après le travail. Ensuite je buvais pour dormir. Finalement, je buvais pour oublier. Aucune de ces explications ne semblait être une justification, à l'époque. J'avais de vrais besoins, et j'étais convaincu que seul l'alcool pouvait les satisfaire».

Sa dépendance de l'alcool allant en s'accentuant, son besoin suit le même cours. Il commence alors à boire de plus en plus souvent et organise toute sa journée en fonction du ou des moments où il a prévu de boire. Il cache souvent des bouteilles à la maison ou au travail et devient extrêmement irritable quand surviennent des changements de programme inattendus qui l'obligent à retarder sa consommation d'alcool.

Comme le comportement de l'alcoolique devient de plus en plus *rigide*, ses *excuses* deviennent souvent de plus en plus pathologiques. Par une critique subtile ou des accusations choquantes, il projette sa haine de lui-même sur les êtres qui lui sont le plus chers. Il peut accuser sa femme de le pousser à boire par ses cris, ses enfants par leur ingratitude ou son employeur par son injustice. Souvent les accusations de l'alcoolique deviennent tellement tordues et vilaines que ses relations avec sa famille et ses amis sont constamment détériorées, quand elles ne sont pas détruites.

L'alcoolique a une étrange capacité à convaincre les autres qu'ils sont responsables de son ivrognerie, et ce sont les membres de sa famille qui sont les plus susceptibles de recevoir de telles accusations. Poussés à bout par le comportement imprévisible de l'alcoolique, beaucoup de femmes ou de maris d'alcooliques ont recours à l'aide d'un psychiatre pour eux-mêmes. L'épouse d'un alcoolique passa trois mois dans une institution psychiatrique avant que les conseillers découvrent qu'elle était là parce que son mari l'avait convaincue qu'elle était folle.

Sautes d'humeur et changements de personnalité. Si l'alcoolique est de plus en plus critique vis-à-vis des gens qui l'entourent, son propre comportement est, au mieux, tout à fait imprévisible. Il devient irritable et se cantonne sans une position défensive, et son humeur peut passer en quelques minutes de l'euphorie et la jubilation à la suspicion et l'irritation. Ces sautes d'humeur sont particulièrement prononcées quand l'alcoolique est en manque ou fait des efforts pour boire moins.

Au stade extrême de ces sautes d'humeur, on trouve le syndrome du Dr. Jekyll et Mr. Hyde. Pour des raisons encore inconnues, certaines personnes vivent un changement complet de personnalité lorsqu'elles boivent. Cette transformation fait penser à la présence dans un seul corps de deux personnalités, et pour les membres de la famille, il s'agit de l'un des aspects les plus terrifiants de l'alcoolisme. Un père, une mère, un mari, une femme ou un enfant disparaît, et à sa place apparaît un être totalement étranger qui est souvent dépourvu de conscience.

L'un de mes patients alcooliques était un homme de haute moralité. Cependant, lorsqu'il buvait, il regardait des films pornographiques devant ses enfants. Un autre patient, directeur de banque et membre éminent de l'église, était exceptionnellement prévenant et attentionné envers sa famille jusqu'à ce qu'il ait bu quelques verres. Alors, tout pouvait arriver. Une fois, il passa ses vacances en Europe à arpenter les rues en sous-vêtements et à frapper aux portes, défiant les habitants de l'endroit à se battre. Ses enfants se cachaient derrière une porte barricadée, effrayés qu'il ne mette ses menaces de revenir les tuer à exécution.

La nature bizarre du syndrome du Dr. Jekyll et Mr. Hyde conduit beaucoup de gens à se dire que l'alcoolisme est la conséquence d'une possession démoniaque, qu'il y a un «esprit» d'alcoolisme qui possède littéralement ses victimes. Quiconque a été le témoin d'un changement de personnalité provoqué par l'alcool ou la drogue ne peut rejeter trop vite une telle possibilité. Mon opinion personnelle est que si nous abandonnons volontairement nos inhibitions – ces barrières que Dieu a fixées pour le contrôle de nos faiblesses personnelles – nous ouvrons la porte à des forces spirituelles hostiles et capables de nous contrôler. En tant que chrétien, je ne désire pas sous-estimer la capacité de Satan à tirer parti de la vulnérabilité de l'homme. En même temps, je ne désire pas sous-estimer les effets toxiques d'un alcoolisme chronique. En dehors même d'une situation de «possession spirituelle», l'alcool et les autres drogues sont suffisamment puissants pour provoquer des changements de personnalité et engendrer, par exemple, des problèmes de schizophrénie.

Amnésie. De nombreux alcooliques passent par des périodes de «fonctionnement normal», où ils ne perdent jamais conscience. Pourtant, dans de telles périodes, il leur arrive de ne plus se souvenir de l'endroit où ils étaient ni de ce qu'ils faisaient. Des sermons ont été prêchés, des vols transatlantiques ont été menés à bien, des opérations à cœur ouvert accomplies et de nombreuses opérations militaires exécutées par des gens qui n'ont aucun souvenir des événements qu'ils ont vécus. «Quand je me rappelle les nombreuses nuits où j'ai fait des diagnostics ou prescrit des ordonnances dans un état de confusion totale» dit le Dr. Samuel Jackson, «je sais que seule la grâce de Dieu m'a gardé de tuer quelqu'un».

D'autres alcooliques n'ont pas autant de chance. Dans son livre «I'll quit Tomorrow» (»J'arrêterai demain»), le Dr. Vernon Johnson se souvient du coup de téléphone matinal d'un agent immobilier. «Ils m'ont dit que la nuit dernière, j'ai foncé avec ma voiture sur trois enfants à bicyclette et que j'en ai tué un», dit l'homme, d'une voix hébétée. «Je ne me souviens de rien...». C'était une perte de mémoire avec laquelle il ne parvenait pas à vivre. La nuit précédant son jugement, il mit fin à ses jours.

Le mécanisme physique des périodes de confusion est encore inconnu, bien que l'on pense qu'il est en rapport avec l'effet nuisible de l'alcool sur le stockage chimique des souvenirs récents. La durée couverte par la perte de mémoire peut se chiffrer en minutes - ou même en semaines ou en mois. Une certaine alcoolique, directrice d'une compagnie, passa une semaine dans un centre de conférences, buvant à satiété et conduisant des transactions financières très importantes. Elle revint ensuite à son bureau pour découvrir qu'elle n'avait aucun souvenir des contrats qu'elle avait conclus pendant toute la semaine. Un autre patient, un professeur, n'avait qu'une poignée de souvenirs des 20 dernières années de sa vie.

Symptômes sociaux. L'alcoolique commence souvent sa carrière de buveur comme «boute-en-train». Mais lorsque son accoutumance a progressé au point d'atteindre des stades identifiables, ses anciens amis ont habituellement disparu. Le comportement propre à l'intoxication par l'alcool n'amuse plus, tandis que l'alcoolique devient de plus en plus critique et irritable dans ses rapports avec les non-alcooliques. Il réduit son cercle d'amis aux personnes avec lesquelles il peut boire beaucoup, et sans embarras. S'il est obligé d'assister à une réception où l'on ne sert pas d'alcool, il boit habituellement plusieurs verres avant, pour se fortifier avant l'épreuve.

Pour des raisons que nous examinerons plus tard, la vie de famille de l'alcoolique est habituellement cachée aux yeux du public. Cependant, son ivrognerie continuant, l'alcoolique se plaint souvent de problèmes de couple, de frustrations sexuelles et de difficultés financières. Parfois, des changements soudains et inexplicables interviennent dans la structure familiale, tels que la séparation ou le divorce, ou le départ des enfants qui, bien qu'encore tout petits, s'en vont vivre avec d'autres membres de la famille.

Si amis et membres de la famille perçoivent l'étrange comportement de l'alcoolique dès le début de son accoutumance, l'alcoolique a bien du mal à dissimuler son problème sur son lieu de travail. Tôt ou tard, cependant, son rendement professionnel commence à se détériorer. Il arrive en retard au travail le lundi matin ou après des congés, et est de plus en plus souvent absent sans raison particulière. Il a du mal à se concentrer pour de longues périodes, et il peut devenir de plus en plus maussade et agressif envers ses camarades de travail. Souvent, la quantité et la qualité de son travail baissent de niveau en même temps.

Symptômes physiques. Si les premiers symptômes de l'alcoolisme concernent le comportement, il ne faut pas attendre longtemps pour que l'alcoolique commence à payer un tribut physique à son accoutumance. Les premiers symptômes physiques comprennent les transpirations nocturnes, les nausées et les vomissements matinaux, la diarrhée, la gastrite (inflammation de la paroi de l'estomac), les tremblements des mains, une légère augmentation de volume du foie, et chez les hommes, une impuissance sexuelle. Souvent, l'alcoolique porte des contusions inexplicables ou des brûlures de cigarettes sur le corps.

L'accoutumance de l'alcoolique progressant, ses problèmes physiques deviennent plus sérieux. Son visage est congestionné, son nez devient souvent plus gros et enflammé, ses paumes sont rouges, et il peut souffrir de l'une des douzaines de complications médicales existantes: hypertension artérielle, ulcères, pancréatite, maladie de cœur, cirrhose, mauvais fonctionnement des reins, testicules rapetissés, cancer de l'œsophage, anémie, tuberculose, lésions définitives du cerveau, etc. La liste complète des problèmes liés à l'alcoolisme se lit plutôt comme un récapitulatif de tout ce qui peut aller mal dans le corps humain.

Au dernier stade de l'accoutumance, le système nerveux central de l'alcoolique s'est désormais adapté à la présence constante de l'alcool. Si le taux d'alcool contenu dans le sang baisse subitement, il passe par un état de manque, accompagné alors des désordres suivants: pouls rapide, sévères maux de tête, secousses (tremblements involontaires de la tête, des membres et de la langue) et finalement, le *delirium tremens*. Ce stade que l'on appelle «délire zoopsique»*, est un phénomène cauchemardesque qui tue 15% de ses victimes. L'alcoolique est mentalement et physiquement torturé par son cerveau empoisonné et détraqué, et il a alors des visions d'animaux particulièrement terrifiantes. L'un de mes patients alcooliques fut convaincu pendant des heures qu'il était attaqué par des chiens monstrueux qui sautaient des branches d'un arbre. Rien ne pouvait le persuader du contraire.

Dans les tout derniers stades de la dépendance, l'alcoolique souffre souvent de détérioration mentale permanente. Des années de forte consommation d'alcool ont épuisé son stock de thiamine (vitamine B), élément nécessaire à la croissance et à l'entretien des tissus nerveux, et son cerveau devient malade et diminue de taille. Les deux formes les plus courantes de maladies du cerveau liées à l'alcool sont l'hallucinose de Wernicke et la psychose de Korsakoff. L'hallucinose de Wernicke est souvent combattue par des injections de thiamine. La psychose de Korsakoff conduit l'alcoolique soit dans les bas-fonds soit dans une clinique.

Avec une santé qui se détériore, une personnalité qui s'effrite, un emploi qu'il risque de perdre, et un ensemble de relations qui tombent en ruines, l'alcoolique a désespérément besoin d'aide. Le plus étrange, c'est que plus la dépendance est longue et plus le prix qu'il paie pour boire est grand, moins il a tendance à se considérer comme malade.

---

* On appelle *délire zoopsique* une forme de délire qui est basée sur des hallucinations visuelles au cours desquelles l'élément animal est prépondérant. *Zoopsique* vient des deux mots grecs «zôo», être vivant, animal et «opsis», vue. (nde)

CHAPITRE 7

Ne m'appelez pas «alcoolique»!

Ce fut lors de sa sixième visite chez le psychiatre que John Morgan apprit la bonne nouvelle: il n'était pas alcoolique. «Vous êtes très déprimé» lui dit le psychiatre, «mais donnez-vous un peu de temps. Réglez les choses avec votre femme et tâchez de ne pas boire autant».

John en fut soulagé. Il était bon d'entendre un professionnel confirmer ce qu'il avait essayé de dire à sa femme depuis des mois. Le psychiatre lui donna des tranquillisants et une ordonnance pour se procurer un médicament anti-dépressif, et John retourna travailler. Comme c'était samedi, il s'arrêta dans un magasin de liqueurs pour acheter une bouteille qui était censée durer tout le week-end. Il vida la bouteille en une heure, après quoi il retourna en acheter une autre.

A seize heures, ce même après-midi, John jouait au golf avec des amis et en était déjà à sa troisième bouteille. Il joua deux trous et s'évanouit au troisième. Lorsqu'il reprit ses sens, ses amis étaient partis et il pleuvait. John était trop embarrassé pour retourner à la boutique. Il se traîna donc, en titubant, jusqu'à son camion. Sous le siège, il y avait, bien au chaud, une bonne bouteille de vodka.

La chose suivante que John se rappela, c'est que c'était dimanche après-midi et que la police était au téléphone et lui signifiait qu'il était redevable d'une amende de huit dollars pour avoir brûlé un stop. John découvrit aussi une nouvelle bosse sur son camion et il paya l'amende sans discuter. Etant un brillant homme d'affaires, il s'efforçait de maintenir des relations correctes avec la police. Plus d'une fois, en réalité, il avait ramené chez lui le chef de la police qui était lui-même trop ivre pour conduire.

John Morgan avait son diplôme de l'école de théologie. Il avait été autrefois pasteur et prédicateur à la radio, ainsi que commissaire-priseur.

Il était alcoolique depuis 13 ans. Sa décision de quitter le ministère, il l'avait prise immédiatement après sa première mésaventure au royaume de la boisson, en tant qu'adulte. «Dès le début, j'ai été affecté par l'alcool d'une manière étrange» se souvient John. «J'ai su tout de suite que je devais choisir entre servir Dieu et boire, et j'ai choisi de boire. Après cela, j'ai essayé de rétablir ma relation avec Dieu, mais le mal était fait. Je m'enivrais, puis je suppliais Dieu de me pardonner et je promettais de ne plus jamais boire. Mais, allez savoir comment, je me retrouvais toujours avec une bouteille en main. Cela a duré si longtemps qu'à la fin, j'ai cru que Dieu ne voulait plus rien avoir à faire avec moi».

John était un buveur qui faisait la noce; des semaines entières s'écoulaient entre ses diverses soûleries, parfois même des mois. Il buvait souvent lors de ses voyages et un jour, il mit accidentellement le feu à son hôtel. Il avait connu 14 prisons différentes de la côte est, et son permis de conduire lui était retiré presque tous les six mois. Quand John atteignit la quarantaine, son mode de soûlerie commença à s'inverser. Il restait ivre pendant des semaines à la fois, et ne restait sobre que le temps des ventes aux enchères. Quand il ne buvait pas, c'était un mari attentionné et un père plein d'affection; quand il était ivre, il devenait imprévisible et dangereux. Un jour, il frappa son épouse et lui cassa le nez. En une autre occasion, il défia son fils à la boxe. Il commença même à maltraiter ses clients - les menaçant d'actions en justice, chassant les gens hors de la salle de ventes et jetant des marchandises sur l'estrade.

Linda, la femme de John, commença à avoir vraiment peur, à cause de son comportement. Elle essaya de parler à sa famille de son ivrognerie, mais John leur avait déjà expliqué que c'était sa femme qui le poussait à boire. «Il ne buvait pas lorsque tu l'as épousé», disait la famille. «Lorsque nous te l'avons donnée, c'était un prédicateur». Se sentant de plus en plus coupable, Linda essaya d'expliquer la situation de John à une amie de l'église, une femme plus âgée dont elle appréciait la perspicacité. Avant qu'elle n'ait fini son histoire, elle vit que son amie ne la croyait pas. «J'exagère», admit Linda, «ce n'est pas aussi terrible que cela».

L'ivrognerie de John s'aggrava progressivement, et Linda alla trouver leur médecin de famille. Elle lui dit que John était alcoolique. «Il ne boit pas tant que cela», lui assura le docteur. «Ce sont vos nerfs qui vous jouent des tours». Il proposa à Linda de lui rédiger une ordonnance pour qu'elle se procure des tranquillisants.

En 1974, Linda commença à fréquenter les Alcooliques Anonymes, un groupe de soutien pour les familles et amis d'alcooliques. Quand John le découvrit, il fut furieux. «Veux-tu ruiner notre réputation?» lui demanda-t-il. «Nous avons une affaire à faire tourner, et nous ne pouvons pas nous permettre ce genre de publicité. Tout le monde en ville va penser que je suis un alcoolique!»

Linda continua à fréquenter les Alcooliques Anonymes, et un après-midi, pendant un moment de dépression dû au manque d'alcool, John accepta de s'y rendre avec elle. Le soir, il était ivre, et quand il se mit à troubler la réunion des A.A., il fallut le faire sortir par la force. Il retourna encore à trois autres réunions. Quelqu'un lui donna un exemplaire du «Gros Livre» des A.A., et il passa ses nuits devant la télévision à boire et à lire des témoignages d'alcooliques guéris. «J'aimais analyser leurs histoires et comprendre où cela avait mal tourné», se souvient John. «Je pensais que si je pouvais éviter leurs erreurs, alors je ne deviendrais pas un alcoolique».

C'est durant cette période que John alla voir un psychiatre. «Il voulait savoir comment je vivais quand j'avais cinq ans» dit John, «mais moi, je pouvais à peine me souvenir de ce que j'avais fait les cinq jours précédents. J'avais tellement peur qu'il me dise que j'étais un alcoolique que je buvais toujours quelques verres avant nos rencontres, afin de me relaxer. Vous ne pouvez imaginer comme je fus soulagé d'apprendre que je n'avais pas de problème de boisson. Tout ce dont j'avais besoin, c'était de quelques comprimés contre la dépression».

L'année suivante, l'accoutumance de John atteignit des proportions effrayantes. Il passa les deux semaines précédant le mariage de sa fille aînée dans un état de confusion total, vivant dans une chambre d'hôtel, et traitant ses affaires normalement, tout en n'ayant aucun souvenir des dix jours qu'il venait de vivre. Il se dégrisa à temps pour le mariage mais dut passer par une crise de delirium tremens. Pendant des heures, John vit des hommes défigurés qui sortaient des murs en rampant, riant et poussant des cris aigus, tout en lui offant des demi-litres de vodka.

Deux semaines après le mariage, John se retrouva dans une chambre d'hôtel pour une autre période de confusion qui dura dix jours. Lorsqu'il en sortit, il appela sa femme et la supplia de l'aider. Il accepta d'entrer dans un centre de désintoxication où Linda avait déjà fait une réservation.

Après deux jours de désintoxication, et trois jours après son admission au programme, John était convaincu qu'il n'était pas un alcoolique. «Au lieu de cela, je devins un conseiller», se souvient John. «Certains de ces gens souffraient vraiment et mon cœur allait vers eux. A cause de mon arrière-plan pastoral, de nombreux patients cherchaient auprès de moi une connaissance spirituelle, et je n'étais que trop heureux de les aider».

Au cours de la troisième semaine de traitement, l'un des «patients» de John, une femme de 21 ans, eut une rechute dramatique: elle était sortie du centre de traitement avec un pronostic optimiste, mais était ivre avant même d'arriver devant sa porte. Quand John entendit la nouvelle, il fut anéanti. Il alla dans sa chambre, poussa une commode devant sa porte, et se coucha sur son lit. «Je ne pouvais m'arrêter de pleurer» se souvient John. «Mon ego était brisé. Qu'avais-je fait de mal? Comment Dieu pouvait-Il permettre que cela arrive à une jeune fille impuissante?»

John cria et pleura pendant six heures. «C'était comme si je vivais dans une confusion totale. Quand j'en sortis, j'étais couché sous mon lit, et je pleurais. Je m'étais toujours dit que je n'étais fou que lorsque je buvais mais voilà que je n'avais plus rien bu depuis 21 jours. Et tout d'un coup, je sus que j'étais dérangé. Quelle personne saine d'esprit bloquerait sa porte et se coucherait au-dessous de son lit en criant et pleurant à 3 h 00 du matin parce que quelqu'un d'autre s'est enivré? Quand je me posai cette question, tout ce que j'avais entendu depuis le début du traitement prit tout son sens. J'étais un alcoolique. Ma vie était complètement fichue et sans défense devant mon accoutumance. Si Dieu ne m'aidait pas, je boirais jusqu'à ce que j'en meure.»

Pour la première fois depuis qu'il avait commencé à boire, John désira davantage être sobre qu'être ivre. Il demanda à Dieu de prendre le contrôle de sa vie, et il jura qu'il ferait tout ce qui était nécessaire pour guérir. Depuis cette nuit-là, le désir de John de boire de l'alcool ne revint jamais. Il est aujourd'hui un membre actif des A.A., et lui et sa femme travaillent ensemble dans un programme de traitement de l'alcoolisme. «J'avais l'habitude de faire des promesses à ma femme, lui disant que je ne boirais plus jamais», dit John. «Elle a entendu assez de promesses pour remplir toute une vie. Maintenant, je ne fais pas de promesse; nous vivons simplement tous les deux un jour à la fois, abandonnant nos vies à Dieu et Lui faisant confiance pour diriger nos pas».

John Morgan perdit le contrôle sur la boisson en 1963. Pendant 14 ans, il souffrit des conséquences publiques et personnelles de son alcoolisme, et pendant 14 ans, il nia qu'il avait un problème de boisson. Il était soutenu dans son illusion par son médecin de famille, son psychiatre, son église et la plus grande partie de sa famille. Ce manège du refus, loin d'être inhabituel, est l'un des aspects les plus typiques et plus tragiques de l'alcoolisme.

Il est rare qu'un alcoolique reconnaisse qu'il a perdu le contrôle de sa consommation d'alcool. «Je savais que j'étais un alcoolique» admit un patient de 57 ans, «mais je ne voyais aucun moyen d'en sortir. J'en finis par penser que ma vie ne changerait jamais, et j'essayai d'apparaître à ma famille et à mes amis comme si je n'étais pas en état de totale dépendance».

La majorité des alcooliques ne font pas de la simulation lorsqu'ils nient leur dépendance. Bien qu'une prise de conscience désespérée existe au niveau du subconscient, ils croyent consciemment qu'ils sont des buveurs normaux. L'alcoolique typique peut s'asseoir ivre-mort dans le bureau d'un docteur, avec un nez rouge et enflé et un foie au volume anormal, tout en prétendant être un buveur occasionnel. L'un de mes patients passait ses matinées agenouillé devant une commode, vomissant du sang et buvant par intermittence une canette de bière. A son avis, il n'avait pas de problème avec la boisson.

Pour certains alcooliques, le refus prend des formes plus subtiles. L'alcoolique complaisant admet périodiquement à sa famille ou à ses amis qu'il est «un sale buveur» et implore l'aide et la compréhension. Parfois, il promet de ne plus jamais boire. Parfois encore, il demande simplement à être aimé et accepté malgré sa faiblesse humaine. En de tels moments, l'alcoolique est d'ordinaire extrêmement persuasif - et extrêmement ivre aussi. Il ne comprend pas vraiment le problème posé par son accoutumance et n'a aucune intention d'abandonner la bouteille. Sa motivation, qui est inconsciente, est d'attirer la sympathie de ses auditeurs et de décourager tout effort des autres en vue de s'ingérer dans son ivrognerie.

«Je peux arrêter quand je veux». «Je ne bois pas autant que Jacques». «J'arrêterai l'année prochaine». Voilà les illusions typiques de l'alcoolique, et plus il boit, plus il nie son état. Il n'est pas rare qu'un homme qui est couché sur un lit d'hopital, et se meurt d'une cirrhose du foie, affirme sous le coup de la confidence qu'il n'a jamais avalé le moindre verre.

Comment l'alcoolique peut-il ignorer les conséquences manifestes de son ivrognerie et sans cesse nier son accoutumance? La pleine réponse à cette question troublante n'est pas encore connue, mais il est possible d'identifier quelques facteurs importants qui y contribuent.

CHAPITRE 8

L'équipe de soutien

Depuis qu'Adam et Eve se sont cachés loin de Dieu dans le jardin d'Eden, nous avons tendance à nous tromper nous-mêmes. Nous retardons le face à face avec les vérités désagréables qui nous concernent aussi longtemps que possible et nous refusons souvent d'admettre nos faiblesses même les plus évidentes.

Dans de nombreux cas, l'honnête estimation de soi ne commence qu'après que nous ayons payé un prix substantiel pour notre illusion. Quand les conséquences pénibles de nos actions dépassent le plaisir qu'elles nous procurent, nous nous mettons soudain à réfléchir au moyen de changer notre comportement.

Les patients qui souffrent d'hypertension artérielle sont un cas. L'hypertension est une maladie sérieuse qui menace la vie. Elle est souvent exempte de toute douleur. Les patients qui en souffrent se sentant rarement malades, et ils ignorent généralement les avertissements répétés de leur médecin concernant le régime, l'exercice physique et les médicaments appropriés. Ce n'est souvent que lorsqu'ils affrontent des conséquences douloureuses - une crise cardiaque, une attaque, de violents maux de tête, une défaillance rénale, une cécité partielle - qu'ils prennent au sérieux les conseils de leur médecin. Ce qui est malheureux, c'est qu'à ce moment-là, le dommage causé est souvent irréparable.

Les alcooliques se conduisent pour beaucoup de la même manière. Ils souffrent d'un désir irrésistible de consommer de l'alcool et sont fermement convaincus qu'ils ne peuvent pas vivre sans boire. Plus leur dépendance est ancienne, plus leur désir devient fort et plus les ressources dont ils disposent pour résister à la tentation sont rares. Si les conséquences pénibles de l'ivrognerie ne l'emportent pas *clairement* sur ses prétendus bienfaits, l'alcoolique ne renoncera jamais à son droit de boire.

Aussi misérables que puissent paraître la plupart des alcooliques, le plus souvent, ils ne le sont pas assez. L'alcoolique est protégé de certaines des conséquences les plus pénibles et les plus inquiétantes de son problème par: (a) les effets de l'alcool sur son jugement et sa mémoire; (b) le système relativement sophistiqué de ses mécanismes psychologiques de défense; et (c) les efforts bien intentionnés des gens qu'il côtoie - son médecin, son pasteur, son employeur ou ses employés, sa famille et ses amis.

Effets de l'alcool sur le jugement et la mémoire

Les effets toxiques de l'alcool amputent considérablement la capacité de l'alcoolique à juger de la justesse de ses propres actions. Ses inhibitions étant annulées et son humeur temporairement exaltée, l'alcoolique peut interpréter ses actions même les plus embarrassantes et les plus nuisibles comme étant des épisodes où il s'est montré particulièrement perspicace et où il a connu un certain succès en société. L'ivrognerie étant souvent le seul plaisir qui lui reste dans la vie, l'alcoolique évoque ses moments d'intoxication sous un jour agréable et quasi bucolique. Ce *rappel plutôt euphorique* cache à l'alcoolique la vraie nature de son comportement, et il est souvent surpris de découvrir que des relations ont été rompues de manière permanente par des actions dont il se souvient qu'elles étaient particulièrement spirituelles et ingénieuses.

La capacité de l'alcoolique à tirer des leçons de ses erreurs est encore endommagée par les défaillances de la mémoire provoqués par la consommation de matières toxiques. Comme l'a montré l'exemple cité au chapitre 7, certaines des actions les plus choquantes et les plus répréhensibles de l'alcoolique ne laissent aucune trace dans sa mémoire. «Il agit comme si rien ne s'était passé», dit l'épouse confuse d'un alcoolique, après une soirée de bagarre cauchemardesque. «Est-ce une invention de ma part?» Souvent, la vérité est que, pour l'alcoolique, *rien* ne s'est passé. Alors que sa femme est laissée dans le doute quant à sa santé mentale et occupée à cautériser les souvenirs de blessures physiques et verbales, l'alcoolique est coupé de toute rétroaction vitale concernant son comportement, par l'altération de sa mémoire. Il n'a rien à oublier parce qu'il ne se souvient de rien.

Le refoulement

Dans toute vie, il est des événements qui sont trop douloureux ou honteux pour qu'on s'y arrête indéfiniment. «Si un homme de 50 ans pouvait se souvenir en un seul instant de toutes les actions douloureuses et honteuses qu'il a commises en un demi-siècle de vie, il connaîtrait un effondrement émotionnel dont il ne se relèverait pas», dit le Dr. Vernon

Johnson. «Il ne pourrait tout simplement pas porter un tel fardeau - cela le transformerait en un idiot bégayant...»

Cette tentative de vivre avec le fardeau des erreurs et des fautes passées pousse les êtres humains même les plus sains à refouler les mauvais souvenirs. Le refoulement consiste à enterrer des événements et des actions passées si profondément qu'ils sont littéralement retirés de la pensée et de la conscience. Cet «enterrement» est un *mécanisme automatique de défense* du psychisme humain blessé, et il se produit sans que l'on en soit conscient.

Pour l'alcoolique, le refoulement est un travail à plein temps. Il répète constamment les mêmes actions immorales et humiliantes, et généralement, sa conduite se détériore. En vue de préserver son estime de soi chancelante et son droit à boire, l'alcoolique doit prendre du recul par rapport à ses propres actions. Il refoule ses souvenirs au fin fond de son subsconscient où il espère qu'ils seront totalement inoffensifs, mais où, en réalité, ils alimentent des sentiments de haine de soi et augmentent son besoin d'alcool. L'alcoolique peut si bien refouler ses sentiments et ses souvenirs qu'il arrive, en quelques minutes, à se convaincre lui-même qu'il n'a pas dit ou fait les choses dont il subit visiblement encore les conséquences.

Une protection permissive

Souffrant de «trous de mémoire» et armé de mécanismes de défense bien «huilés», l'alcoolique est emprisonné dans une cage qui a peu d'ouvertures de l'intérieur. Il ne peut pas reconnaître spontanément la réalité de son accoutumance et il est dépendant d'autres personnes qui devront l'aider à échapper à son illusion.

Il est triste de constater que les gens les plus proches de l'alcoolique constituent souvent l'équipe même qui encourage sa dépendance. En dépit de leurs bonnes intentions, médecins, pasteurs, employeurs, membres de la famille et amis permettent souvent à l'alcoolique de continuer à boire en acceptant sa version déformée de la réalité et en le protégeant contre les conséquences douloureuses de sa conduite. Cette dynamique de soutien jaillit de notre tendance instinctive à réconforter et à protéger les malades. Mais pour l'alcoolique, dont le maintien de la sobriété est une honnête confrontation avec lui-même, cela a des conséquences désastreuses.

L'erreur de diagnostic. Helen M. était mariée à un médecin. Elle but comme une alcoolique pendant onze ans. Au cours de cette période, son mari, désespéré, l'emmena voir huit psychiatres et cinq médecins. En diverses occasions, on lui trouva du diabète, de l'hypothyroïdie, de l'hypercholestérolémie et des symptômes de la maladie d'Addison. Elle fut hospitalisée dix fois pour des «symptômes peu communs».

C'est le neuvième psychiatre qui établit finalement le diagnostic exact. «Je ne peux rien faire pour vous», dit-il à Helen. «Vous êtes une ivrogne. Pourquoi n'allez-vous pas voir les Alcooliques Anonymes?»

Presque tous les alcooliques et leur famille ont une histoire semblable à raconter. L'alcoolique moyen se rend chez son médecin trois fois par an, se plaignant de maux de tête, de dépression, de sueurs nocturnes, d'hypertension, de diarrhée et de problèmes conjugaux. Il parle rarement, voire même jamais, d'alcoolisme. Son but est de dissimuler sa dépendance et d'obtenir un traitement pour ses symptômes, de sorte qu'il puisse continuer à boire sans ressentir la moindre douleur physique.

La grande majorité des médecins sont trop enclins à coopérer avec l'alcoolique. Aux Etats-Unis, trois pour cent seulement des étudiants en médecine suivent un cours sur l'alcoolisme, alors qu'il s'agit du troisième grand problème de santé du pays. Les médecins ou les psychiatres ne reconnaissent en général les symptômes de la dépendance que lorsque leur patient en a atteint le dernier stade. Quand il entend les vagues plaintes de l'alcoolique quant à son état physique et psychologique, le médecin répond selon la formation qu'il a reçue, et prépare une ordonnance prescrivant des tranquillisants ou autres drogues visant à modifier l'humeur de son patient.

Ce simple geste accompli chaque année par des centaines de médecins et de psychiatres contribue à entretenir la dépendance de leurs patients alcooliques. Les drogues qui sont censées changer l'humeur se substituent facilement l'une à l'autre, et les pilules ne font qu'altérer davantage une perception déjà faussée par l'alcool. Comme toute boisson fortement alcoolisée, elles permettent à l'alcoolique de satisfaire son désir et de maîtriser l'anxiété engendrée par la dépendance. «Mon psychiatre m'a donné des pilules pour dormir – des tranquillisants et des anti-dépressifs», se souvient John Morgan. «Qui a besoin d'alcool, après cela?»

Les drogues qui modifient l'humeur étant interchangeables, l'homme ou la femme qui se drogue ou s'enivre devient bien vite dépendant d'une drogue après l'autre. Les alcooliques qui se trouvent dans cette situation ont un taux de guérison substantiellement inférieur aux autres alcooliques, et ils risquent davantage de mourir d'une overdose accidentelle ou de souffrir de lésions cérébrales irréversibles.*

Cela n'arrivera jamais dans notre église! Joan était monitrice de l'école du dimanche, vice-présidente du Club des Femmes Chrétiennes et membre du service d'ordre, pour le culte du dimanche matin. C'était aussi l'une des figures marquantes du Renouveau Charismatique au sein de son église. A ce titre, elle aida de nombreux membres de l'église à acquérir une plus grande compréhension des dons de l'Esprit.

Quand les enfants de Joan – qui étaient des adolescents – entrèrent dans une rébellion ouverte contre elle et que le travail de son mari commença à le retenir jusqu'à tard le soir, Joan se mit à boire un petit verre, à l'occasion, avant d'aller se coucher. Un an après son premier verre, elle avalait un litre de Jack Daniels par jour. Pendant cinq ans, Joan but comme une alcoolique, connut des absences de mémoire, eut de violentes altercations avec son mari – et ne manqua jamais une réunion de son petit groupe de prière charismatique. La communion qu'elle connaissait avec les chrétiens lui permettait de survivre émotionnellement d'une semaine à l'autre et, malgré le caractère intime du partage qui avait lieu au sein du groupe, personne ne savait que Joan était adonnée à l'alcool. Ses amis acceptaient son explication – selon laquelle elle était déprimée – et ils n'apprirent l'alcoolisme de Joan qu'une fois qu'elle s'en fut sortie.

Vous dites peut-être: «Cela n'arrivera jamais dans notre église». Cela peut arriver dans n'importe quelle église, mais il est rare qu'une assemblée connaisse vraiment l'étendue de son problème avec l'alcoolisme. Du fait que les membres de l'église ne font pas vraiment la distinction entre ivrognerie et dépendance, et que les alcooliques sont considérés sous un jour moraliste et avec un esprit de jugement, de nombreux chrétiens croient à tort que leurs frères en la foi sont immunisés contre tout risque de dépendance. Cette conviction leur permet de rester aveugles aux symptômes même les plus évidents de l'alcoolisme, surtout s'ils apparaissent chez un moniteur d'école du dimanche, un diacre ou un pasteur.

Le chrétien alcoolique partage souvent l'esprit de jugement de ses frères, et tout en niant sa dépendance, il est secrètement convaincu que Dieu l'a rejeté pour toujours. Son propre comportement le consterne. Quand il boit

* * Il est important de noter que l'alcool et les pilules qui visent à changer l'humeur peuvent représenter un mélange virtuellement mortel pour certaines personnes, et pas seulement pour l'alcoolique. Il est particulièrement important d'avertir les adolescents que les drogues et l'alcool, pris ensemble, ont un effet synergétique, ce qui signifie que leur impact global est plus puissant que la somme de leurs impacts respectifs. Des doses de pilules ou d'alcool qui peuvent être prises séparément sans danger, peuvent entraîner des lésions cérébrales permanentes ou même la mort quand elles sont prises de manière simultanée.

trop et de manière répétée, et peut-être même bat sa femme, urine sur lui-même ou passe la nuit sans connaissance dans sa propre vomissure, il ne viole pas simplement les codes sociaux mais également les principes spirituels qu'il sait avoir été établis par Dieu. Le divorce ainsi créé entre la foi et l'action est encore plus prononcé chez les pasteurs alcooliques qui peuvent se livrer à toutes sortes d'attitudes incontrôlées durant la semaine, mais qui doivent monter en chaire le dimanche et prêcher.

Il est tentant de rejeter les chrétiens alcooliques comme étant des hypocrites, mais la culpabilité et la honte qu'ils éprouvent sont bien éloignées de l'auto-satisfaction et de l'arrogance que Jésus a condamnées. L'alcoolique s'est peut-être repenti de boire plus de fois qu'il ne peut s'en souvenir, mais comme il ne peut imaginer sa vie sans alcool, sa confession ne conduit jamais à un véritable changement de vie. Ses convictions spirituelles ne font qu'accroître son sentiment de condamnation et le forcent à adopter des mesures de reniement de plus en plus extrêmes.

Fermement convaincu qu'il n'est pas un alcoolique chronique, le chrétien alcoolique rend fréquemment visite à son pasteur ou aux anciens de l'église pour se plaindre de problèmes conjugaux, de difficultés financières ou de sentiments dépressifs. Sa dépendance restant cachée, il peut se permettre d'agiter ses sentiments sans rien faire à propos de son problème principal. Sa famille et lui apprennent à désamorcer régulièrement leurs crises, et les pressions qui, en d'autres circonstances, forceraient l'alcoolique à reconnaître sa dépendance se trouvent, de ce fait, considérablement diminuées. Il arrive souvent que le chrétien alcoolique se place dans une dépendance émotionnelle vis-à-vis de son pasteur ou des anciens de l'église, et ce parapluie d'autorité extérieure atténue encore davantage le sentiment de sa responsabilité envers ses propres actions.

A son travail, «ce n'est pas un mauvais bougre». En 1959, le Dr. Joseph Cruse réduisit sa voiture en miettes alors qu'il conduisait sous l'emprise de l'alcool. Par courtoisie envers un collègue, le personnel de la salle d'urgence «égara» les résultats de son test d'alcoolémie. Pendant les onze ans qui suivirent et malgré six admissions à l'hôpital, les collègues du Dr. Cruse ignorèrent délibérément sa dépendance et falsifièrent son dossier médical. A sa sixième admission à l'hôpital, le Dr. Cruse portait la trace d'un coup de couteau qu'il s'était donné lui-même en tentant de se suicider. On la porta au dossier sous l'appellation de «coupure accidentelle».

«Ils me couvraient parce que j'étais un copain - un collègue», rappelle le Dr. Cruse, maintenant alcoolique repenti et directeur-fondateur du Centre médical Betty Ford pour le traitement de la dépendance de l'alcool et des drogues. «Ils ont fait cela avec les meilleures intentions. Mais s'ils ne m'avaient pas couvert dès le début, à l'occasion de mon accident de voiture, ils m'auraient probablement épargné, à moi et à ma famille, onze années de malheur».

Des études optimistes faites aux Etats-Unis évaluent le nombre de travailleurs alcooliques à environ six pour cent de la population ouvrière. Ces hommes et ces femmes coûtent à leurs employeurs ou leurs associés plus de quinze milliards de dollars par an. Ils sont en outre responsables d'un nombre considérable d'accidents du travail. En dépit de la diminution de leur productivité et de la menace toujours présente d'un accident sérieux, les travailleurs alcooliques sont maintenus dans leur activité par leurs collègues ou employeurs qui tolèrent ou couvrent leur dépendance.

Comment expliquer cet effort quasi général visant à protéger l'employé alcoolique? De nombreux alcooliques sont des gens brillants et fort capables qui, même lorsqu'ils fonctionnent au ralenti, sont plus qualifiés que leurs pairs. Lorque leur dépendance éclate au grand jour, cela fait déjà des années qu'ils occupent leur emploi et ils ont établi une amitié intime et des liens personnels avec leurs compagnons de travail. Ces amis ne sont pas non plus à l'abri des talents manipulateurs de l'alcoolique, et ne désirent pas les voir, eux et leur famille, perdre leur source de revenus.

Les collègues, employés ou associés de l'alcoolique l'aident souvent à garder son travail, même si cela leur coûte cher. Ils travaillent davantage pour compenser sa faible productivité, couvrir ses absences, et ramasser les morceaux quand il commet ses plus graves erreurs. Il est bien malheureux que ces efforts, aussi bien intentionnés soient-ils, permettent à l'alcoolique de continuer à boire sans payer le prix du chômage, et sa dépendance augmente jusqu'à ce qu'il ne soit guère plus qu'un enfant revêtu de vêtements d'adulte. Dans de nombreux cas, l'intoxication de l'alcoolique progresse à une allure telle que son employeur se voit finalement forcé de le licencier.

Le grand dommage, dans un tel cas, c'est que l'alcoolique est couvert par ses «protecteurs», sur son lieu de travail, car ses collègues entravent en réalité le seul facteur qui puisse donner à l'alcoolique l'envie d'être délivré de son vice: la crainte d'être licencié. Les alcooliques dont le travail est garanti – qu'ils boivent ou non – continueront à boire. Ceux qui sont menacés de licenciement – s'ils ne vont pas jusqu'au bout du traitement de désintoxication – connaissent le plus fort pourcentage de rétablissement de tous les groupes d'alcooliques. Ces pourcentages varient de 60 à 70% et atteignent même 90% pour les pilotes de ligne de notre pays.

Sur son lieu de travail, à l'église, et dans le cabinet du médecin, l'alcoolique rencontre un puissant soutien communautaire, dans sa dépendance. Ce qui n'empêche pas que c'est dans l'environnement familial que l'alcoolique trouve ses plus grands alliés. Ici, les gens qui souffrent le plus de son comportement deviennent ceux-là même qui entretiennent sa dépendance. Les relations de «protection» qui se développent suivent un modèle prévisible et font que l'alcoolisme est, à juste titre, qualifié de «maladie de la famille».

CHAPITRE 9

Le point de vue d'une épouse

Linda Morgan était une épouse loyale. Quand son mari, John, dont l'histoire est racontée au chapitre 7, se retrouva en prison pour ivresse sur la voie publique, elle se porta caution pour lui. Lorsqu'il fut blessé dans un accident de voiture provoqué encore une fois par l'ivresse, elle régla les frais d'hôpital et fit réparer la voiture. Elle nettoyait derrière lui lorsqu'il était malade, le mettait au lit lorsqu'il perdait connaissance, inventait des histoires pour ses clients quand il oubliait de se présenter à une vente aux enchères. Bien qu'elle fût douloureusement embarrassée lorsque John arrivait ivre au match de division inférieure auquel son fils participait, elle ne permit jamais à ses enfants de se plaindre de leur père.

Quand les soûleries de John commencèrent à se répéter un peu trop souvent, Linda alla à contrecœur demander conseil à l'un des dirigeants de l'église. «Cherchez, parmi tout ce que vous faites, ce qui peut le pousser à boire», lui conseilla cet homme. «Si vous traitez John convenablement, il s'assagira».

Linda intensifia ses efforts pour être une bonne épouse. Elle prépara les plats préférés de John et se mit à porter les vêtements qui lui plaisaient le plus. Elle essaya de ne jamais l'ennuyer en ce qui concerne les corvées domestiques et les responsabilités professionnelles, et elle couvrit toujours ses chèques sans provision. Quand son ivresse menaça son commerce d'antiquités, elle prit en charge la comptabilité et aida aux ventes.

John restait parfois des mois sans boire. Puis, au moment même où Linda commençait à croire à ses affirmations selon lesquelles il ne boirait plus jamais, il revenait à la maison de nouveau ivre. Quand John buvait, Linda prenait souvent la résolution de prendre les enfants et de le quitter, mais il s'arrêtait toujours de boire juste avant qu'elle ne fasse ses bagages. Après ses soûleries, il était inhabituellement gentil et prévenant. Bravant ses meilleurs raisonnements, Linda reprenait toujours espoir. Cette fois, peut-être, John était sincère lorsqu'il disait qu'il ne boirait plus.

Comme l'ivrognerie de John s'aggravait, la famille Morgan commença à endurer de véritables épreuves. Il y eut les factures impayées, les coupures dans le budget pour la nourriture, et les vêtements qu'il faudrait porter pendant des années. Il y eut les querelles, les accidents, les scènes embarrassantes en public, et pire que tout, la crainte constante que John ne se blesse sérieusement ou ne blesse quelqu'un d'autre.

Avec les années, Linda commença à payer un certain prix physique et émotionnel pour le comportement imprévisible de son mari. Elle souffrait de maux de tête et d'hypertension. Parfois, elle était tellement déprimée qu'elle était incapable de sortir du lit, le matin. Elle n'avait plus l'énergie nécessaire pour manifester de l'affection et passer du temps avec ses enfants, et elle se voyait devenir de plus en plus tendue et agressive.

«L'échappatoire de John était la boisson», se souvient Linda. «La mienne, c'était de crier. Je devins une femme querelleuse, ma voix se fit tendue et perçante, et je trouvais toujours quelque défaut chez quelqu'un ou à quelque chose. Quand je regardais dans le miroir mon visage tendu et colérique, et que je voyais les cernes sombres au-dessous de mes yeux, j'accusais John de m'avoir transformée en une personne laide et détestable. Mais au plus profond de moi-même, je croyais encore que si je pouvais être une meilleure épouse, John cesserait de boire».

L'incapacité de Linda à se contrôler elle-même ou à contrôler l'ivrognerie de son mari la laissa avec un profond sentiment de culpabilité et de faillite personnelle. Son désespoir atteignit vite le seuil du suicide, et en désespoir de cause, elle commença à assister aux réunions des Al-Anon.

Aux Al-Anon, Linda apprit qu'elle n'était pas seule. Il y avait des millions d'hommes et de femmes mariés à des alcooliques qui se sentaient et se comportaient exactement comme elle. Sa vie était devenue invivable, mais il y avait de l'espoir. Le premier pas consistait à accepter la responsabilité pour ses propres actions. Le deuxième pas consistait à laisser John accepter la responsabilité des siennes.

«Ce fut un grand soulagement pour moi d'entendre que je n'étais pas la *cause* de l'ivrognerie de John; je ne pouvais pas la *contrôler* et je ne pouvais pas la *guérir*», se souvient Linda. «Mais il me fallut des mois avant que je veuille faire face à mes propres fautes. J'avais tellement l'habitude de rejeter la faute de tout sur John, que j'avais cessé de grandir spirituellement.»

Quand Linda apprit à abandonner sa vie à Dieu, elle fut rendue capable de laisser John prendre ses responsabilités pour sa propre vie. Elle se souvient encore du soir où elle accepta enfin de donner John au Seigneur. «Il était 18 h 30. John était en retard, et je priais à la fenêtre. Habituellement, je priais, un œil fermé et l'autre ouvert, disant à Dieu ce qu'il fallait faire. Cette fois je dis à Dieu que quoi qu'il arrive, je Le louerais. Le fardeau que je portais depuis des années me quitta à l'instant même, à la fenêtre, et j'allai préparer le souper pour les enfants».

John appela, tard ce soir-là. Il avait été arrêté à 18 h 30 et avait besoin de Linda pour payer la caution. Linda dit à John qu'elle l'aimait. «Pour la première fois depuis des années, je le pensais vraiment», dit Linda. Elle dit aussi à John qu'elle ne viendrait pas apporter la caution pour le faire sortir. Elle regrettait qu'il se soit mis lui-même dans le pétrin, mais maintenant il devait s'en sortir tout seul.

Ce fut le début d'une nouvelle manière de vivre pour la famille Morgan. Linda commença à passer plus de temps avec les enfants, et ils ne purent plus dire, rien qu'en regardant le visage de leur mère, que leur père avait bu. Ils purent parler avec leur mère de la souffrance qu'ils avaient expérimentée, de la peine que l'ivrognerie de leur père et ses cris à elle leur avaient causée.

Quand John rentrait ivre à la maison, Linda l'accueillait à la porte en silence ou avec un sourire. Elle ne criait pas, ne rouspetait pas, et elle ne protegeait pas John des conséquences de son ivrognerie. S'il était malade, il nettoyait lui-même ce qu'il avait sali. S'il perdait connaissance la nuit sur le sol de la cuisine, il se retrouvait au même endroit le lendemain matin. Quand il avait un accident, il appelait la dépanneuse, payait les dégâts, et inventait ses propres explications pour les enfants et les voisins.

Linda cessa aussi de s'occuper de la comptabilité du commerce d'antiquités de John. L'associé de John en fut outré et il avertit Linda qu'en agissant ainsi, elle conduisait la société à la faillite. «C'est un risque que je suis prête à prendre», répondit Linda. «Aussi longtemps que John boira, je ne l'aiderai pas dans son affaire».

Désormais, lorsque John revenait ivre à la maison, il pleurait et suppliait Linda de redevenir la femme qu'il avait connue autrefois. Pour la première fois en 14 ans, Linda ne se laissa pas émouvoir par ses larmes. Elle ne se sentait plus triste pour lui. «Tu sais où chercher de l'aide» disait-elle à John. «Quand tu seras malade et fatigué de boire, je sais que tu la trouveras».

Avant la fin de l'année, John Morgan se retrouva «malade et fatigué». Le prix de l'intoxication avait atteint des niveaux pénibles, et il n'avait plus le courage de vivre en supportant les conséquences de son accoutumance.

Avec l'aide de Linda, il commença un programme de désintoxication et entreprit une nouvelle vie sans alcool.

Pour Linda, la sobriété de John était juste un ingrédient de plus dans le rétablissement lent mais régulier de la famille Morgan. Après quatorze ans de vie avec un alcoolique, aucun d'eux n'avait été épargné. Tous avaient des blessures à guérir, des ressentiments à abandonner, des offenses à pardonner. Ils étaient devenus malades ensemble - en tant que famille. Maintenant, en tant que famille, et par la grâce de Dieu, ils recouvraient la santé.

CHAPITRE 10

Le piège familial

L'alcoolisme est une affaire de famille. On estime généralement que chaque alcoolique affecte profondément au moins quatre personnes; cela veut dire qu'aux Etats-Unis, au moins 40 millions d'adultes et d'enfants sont irrités, plongés dans l'anxiété et hantés par la culpabilité, et dépensent la plus grande partie de leur énergie à essayer de faire face au comportement bizarre et manipulateur d'un alcoolique.

En apparence, chaque famille d'alcoolique a une histoire différente à raconter. Certaines vivent avec un «buveur tranquille» qui boit sa vie si passivement que sa famille ne souffre en fait que de son absence. D'autres vivent avec un «joyeux buveur» dont la bonne nature rend difficile pour le restant de sa famille le fait de prendre son accoutumance au sérieux. D'autres encore doivent supporter un alcoolique violent et tordu qui terrorise sa famille physiquement ou psychologiquement. Pour ces familles maltraitées, la vie devient un cauchemar périodique ou quotidien, et inimaginable pour les familles saines.

Quelles que soient les différences de personnalités existant parmi les alcooliques, les membres de leurs familles réagissent fréquemment de manière prévisible à la tension que provoque le fait de vivre avec un alcoolique. Ces réactions peuvent devenir aussi obsédantes et contraignantes que le comportement même de l'alcoolique, et comme telles, elles menacent souvent de rendre les membres de la famille plus malades cliniquement que l'alcoolique lui-même.

Négation de la famille

L'un des aspects les plus déconcertants de l'alcoolisme est l'incapacité des personnes les plus proches de l'alcoolique à reconnaître la réalité de sa dépendance. La famille dont l'un des membres est alcoolique attend en moyenne sept ans après que les preuves de l'accoutumance soient apportées pour admettre qu'il y a un alcoolique dans la maison. Puis elle attend encore deux ans avant de chercher de l'aide. Ce qui est plus étonnant encore, c'est que de nombreux membres de la famille et de nombreux amis continuent à nier l'accoutumance de l'alcoolique, longtemps après qu'il soit mort d'une maladie ou d'un accident causé directement par l'alcool. Un alcoolique guéri écrit:

> «Récemment, une de mes meilleures amies est morte d'alcoolisme, à l'âge de 43 ans. Les docteurs établirent que les infirmités physiques dont elle souffrait indiquaient qu'elle avait été alcoolique pendant de très nombreuses années. Cependant, six mois avant sa mort, son père m'a dit avec une pointe d'impatience dans la voix qu'elle n'était pas alcoolique, et il m'a cité une douzaine de femmes qui buvaient davantage et se comportaient bien plus mal qu'elle. Tous ses amis et ses relations l'avaient assurée qu'elle n'était pas alcoolique. La plupart d'entre eux pensent encore qu'elle est morte d'une défaillance cardiaque, mensonge que les journaux ont rapporté fidèlement.»

Le refus persistant des membres de la famille et des amis proches, même s'il peut paraître insensé, démontre cependant une logique particulière. Au cours des premières phases de l'accoutumance, on discerne peu d'indices visibles permettant de faire la différence entre un gros buveur et un buveur modéré. Quand les premiers signes avertisseurs apparaissent - consommation grandissante, intoxication fréquente, changement de personnalité - les proches de l'alcoolique sont aveuglés par leur loyauté personnelle et la flétrissure sociale qui est attachée à l'alcoolisme. Pour nous tous, il est bien plus facile de classer le comportement discutable du buveur comme étant parfaitement normal, que d'accueillir la possibilité que quelqu'un que nous connaissons bien et que nous aimons ait developpé une dépendance socialement inacceptable.

Quand enfin un alcoolique est visiblement dépendant, sa famille et les amis qui lui restent sont pris dans le filet de la maladie et perdent souvent toute capacité à porter un jugement objectif sur sa condition. Plusieurs facteurs importants contribuent à déformer la perception que la famille a de la réalité:

1. *Isolement.*

Il est rare de trouver une famille dont les membres acceptent d'aborder ensemble le problème de la présence d'un alcoolique en leur sein. La honte et l'embarras dressent un mur de silence autour de chaque membre et empêchent progressivement toute communication autre que superficielle. Pour compliquer la situation, l'alcoolique se montre souvent très habile dans l'art de dresser un membre de la famille contre l'autre. Son comportement manipulateur aggrave les blessures et les rancunes du passé, et empêche efficacement toute opposition unanime à sa dépendance.

Les membres de la famille accroissent leur isolement en se séparant petit à petit des amis et des intérêts extérieurs. Après une douloureuse expérience, ils apprendront à ne pas inviter des amis à la maison. D'autre part, les dangers auxquels peut exposer la dépendance de l'alcoolique feront qu'ils éprouveront des difficultés à établir des relations profondes avec des personnes étrangères à la famille. Quand les enfants d'alcooliques ont des amis, ce sont souvent des enfants d'autres alcooliques.

Le monde au sein duquel évoluent les membres de la famille de l'alcoolique se rétrécit peu à peu jusqu'à n'inclure que le buveur chronique et ceux qui tournent dans son orbite. L'environnement ainsi créé est de plus en plus propice à la satisfaction du désir profond de l'alcoolique et force la famille à devenir émotionnellement dépendante de lui si elle veut garder un sentiment de bien-être.

2. *Désordre émotionnel.*

Tôt ou tard, les membres de la famille de l'alcoolique sont pris au piège et s'enfoncent dans le même désordre émotionnel que celui qui perturbe déjà l'alcoolique. Ils se sentent coupables de «pousser» l'alcoolique à boire et de haïr ou d'avoir du ressentiment contre quelqu'un qu'ils savent devoir aimer. Ils sont honteux et embarrassés par les actions de l'alcoolique, et, en outre, ils sont irrités par leur propre impuissance. La crainte qu'engendre le comportement imprévisible de l'alcoolique, s'ajoutant aux vagues anxiétés que fait déjà naître l'avenir et à un isolement toujours plus grand, conduit vite à la solitude et à la dépression. Les membres de familles d'alcooliques partagent rarement leurs sentiments avec les autres. Ils ont plutôt tendance à les refouler, les laissant ainsi s'aigrir et se tranformer en désespoir et en haine de soi. Sans une image saine d'elle-même, la famille est de plus en plus sensible aux manipulations de l'alcoolique.

3. *La position centrale de l'alcoolique.*

Dans une famille saine, personne n'est le centre de toute l'attention. On prête attention aux besoins et aux talents de chaque membre, et on assiste à un échange équilibré entre mari et femme, parents et enfants. Dans sa famille, l'alcoolique est habituellement le point de mire. Son comportement étant imprévisible, il est le «facteur inconnu», et toutes les pensées se tournent automatiquement vers lui. De quelle humeur est-il aujourd'hui? S'il est sobre, que va-t-on bien pouvoir faire pour le garder dans cet état? S'il est ivre, comment va-t-on le calmer? Comment va-t-on le tenir hors de son chemin? La famille est toujours sur ses gardes, s'efforçant de prévoir l'imprévisible et espérant parvenir à empêcher une situation déjà mauvaise d'empirer.

Comme la famille vit dans un désordre émotionnel et se sent de plus en plus isolée, et que l'alcoolique est maintenant au centre de toutes leurs pensées et consomme la majeure partie de leur énergie, les membres de la famille adoptent souvent inconsciemment la vision de la réalité qu'a l'alcoolique: ce n'est pas lui qui boit trop, c'est sa femme qui est querelleuse, ou ses enfants qui sont bruyants, ou ses parents qui sont injustes, ou son patron qui est un tyran. Les membres de la famille adoptent les justifications et les projections de l'alcoolique, et comme lui, ils peuvent en arriver à nier la dure réalité de son accoutumance même lorsqu'ils paient un prix terriblement élevé pour son ivrognerie.

Le principal protecteur

Chaque membre de la famille d'un alcoolique est amené à modifier son propre comportement pour s'adapter à l'alcoolique et le protéger des conséquences de son alcoolisme. Habituellement, une personne se détache des autres, dans ce domaine - c'est *le protecteur principal*. Il s'agit le plus souvent du mari ou de la femme de l'alcoolique, mais cela peut être un enfant ou un parent, un ami intime ou un employeur, un pasteur ou un ancien de l'église.

Dans les premières années de l'accoutumance, le protecteur principal est motivé par son amour et son intérêt pour l'alcoolique. Se rendant compte que son mari ne peut pas vraiment contrôler sa consommation d'alcool, l'épouse de l'alcoolique va essayer de le soustraire à la tentation en supprimant ses réserves d'alcool. Elle va fouiller la maison pour trouver les bouteilles cachées, vider des dizaines de bouteilles dans l'évier, couper son vin avec de l'eau et essayer de «raccomoder» ses diverses relations. Elle est irritée par les amis qui boivent et «tentent» ainsi l'alcoolique, et elle cesse d'accepter des invitations à des réceptions ou l'on sert de l'alcool.*

---

* En parlant du «protecteur», j'utilise le pronom féminin «elle» par commodité. Il y a, bien sûr, un certain nombre d'hommes qui laissent leurs épouses sombrer peu à peu dans l'alcoolisme. Beaucoup souffrent profondément du comportement bizarre et imprévisible de leur épouse. Il en est cependant quelques-uns qui les encouragent à boire afin qu'elles soient plus détendues et aient une conversation plus spirituelle. Souvent, dans de tels cas, et même après que la femme ait commencé à s'inquiéter de sa propre consommation d'alcool, son mari s'efforcera de dissiper ses craintes et lui versera un autre verre.

Malgré ses efforts, l'alcoolique continue à boire. En vue de survivre et de réduire les pressions qu'elle considère comme étant à l'origine de l'accoutumance de son mari, la protectrice reprend en main, l'une après l'autre, les responsabilités qu'il abandonne. Elle paie les factures, répare la tuyauterie et assure l'intégralité de l'éducation des enfants. Elle se fait complice de ses mensonges à son patron pour couvrir ses absences au travail, le fait sortir de prison, prend sa défense lorsqu'il a un accident de la circulation parce qu'il a trop bu, et le conduit au travail lorsqu'on lui a suspendu son permis de conduire. Souvent, les épouses qui demeurent au foyer doivent devenir de véritables soutiens de famille pour remplacer le revenu que l'alcoolique boit.

Les bonnes intentions de la protectrice créent pour l'alcoolique un environnement de plus en plus confortable au sein duquel il peut continuer à boire en toute tranquillité. On lui prépare ses repas, on lui lave son linge, et on le transporte quand il ne peut le faire lui-même. Ainsi, l'alcoolique néglige ses responsabilités d'adulte, et en plus, il profite des commodités de la vie.

Tandis que l'alcoolique est à l'abri des conséquences désagréables de son accoutumance, la protectrice subit de plus en plus d'échecs. Elle ne peut pas contrôler l'ivrognerie de son mari, et demeure à la merci de ses réactions émotives. Elle est déprimée, maussade et irritable. Elle crie et agace alors qu'elle voudrait être bonne et affectueuse. Son comportement désagréable intensifie son sentiment de culpabilité et de honte, et l'opinion qu'elle a d'elle-même se détériore profondément.

L'alcoolique a une étrange capacité à jouer avec les faiblesses humaines. Il profite du désarroi émotionnel et de la vulnérabilité de sa femme, et ajuste le tir sur ses points faibles. Il se livre à des critiques dévastatrices de sa personne, et juste au moment où elle s'apprête à exploser, il cesse de boire et se transforme en un être vivant particulièrement charmant, en ce mari qu'elle pensait avoir épousé. Ces périodes de sobriété peuvent ainsi maintenir une femme accrochée pendant des années à l'espoir que tôt ou tard, elle trouvera la clé lui permettant de résoudre le problème que son mari a avec la boisson.

Beaucoup de femmes chrétiennes consacrées sont particulièrement vulnérables à l'asservissement émotionnel engendré par l'alcoolique. Elles sont souvent encouragées par les responsables d'église à être patientes et passives, à se soumettre à l'autorité de leurs maris - qui cependant les maltraitent - et à le «tuer à coups de bonté», comme si cela devait faire partie de leur service fidèle envers Dieu. Car il est bien malheureux de reconnaître que pour l'alcoolique comme pour sa femme, la bonté devient en réalité l'ultime tueur. En l'absence d'»amour tenace», le mari alcoolique voit son état empirer, et sa femme sombre dans un style de vie auto-destructeur.

«La compassion» dit le pasteur Joseph Kellerman, «c'est de supporter ou de souffrir avec une personne, et non pas de souffrir à cause de la répugnance de l'autre à souffrir». La souffrance d'une femme ou d'un mari d'alcoolique est rarement compatissante - ou rédemptrice. C'est une souffrance qui est empoisonnée par la pitié de soi et le ressentiment. Le véritable amour est remplacé par le complexe du martyr ou la satisfaction secrète que la dépendance enfantine de l'alcoolique envers sa protectrice procure à cette dernière. Le résultat en est souvent une danse macabre de sadisme et de masochisme qui menace de détruire l'image de Dieu chez le mari comme chez la femme.

Tôt ou tard, la protectrice parvient au bout de son espérance. Pleurs, cris, supplications, plaidoyers et prières, tout a échoué. Il n'y a plus aucune promesse à croire. En l'absence d'aide extérieure, la protectrice et les autres membres de la famille doivent maintenant choisir, ou de quitter l'alcoolique, ou d'établir une détente précaire.

Désertion

Certains maris, femmes, parents et enfants choisissent de quitter l'alcoolique, convaincus qu'il est la source de tous leurs problèmes, et qu'une fois qu'ils en seront débarrassés, ils seront capables de commencer une vie nouvelle et meilleure.

Les statistiques montrent cependant que la séparation physique ne guérit pas les blessures survenues du fait d'avoir vécu avec un alcoolique. Les enfants d'alcooliques épousent souvent des alcooliques ou deviennent des alcooliques eux-mêmes. Les épouses ou maris d'alcooliques peuvent dire «plus jamais» mais épouser plus tard un deuxième alcoolique - puis un troisième. Ils portent en eux les semences de la faillite: amertume, ressentiment, culpabilité, mauvaise opinion de soi et colère. Parfois, des années après qu'il est parti, il est toujours le centre de leurs fantasmes de vengeance et de rétribution.

Un nombre important d'époux et d'enfants choisissent d'abandonner l'alcoolique en se donnant eux-mêmes la mort. Une étude non publiée a révélé que 2/3 des adolescents qui se suicident ont un parent alcoolique; une autre étude avance le chiffre de 90 %. La fréquence frappante de ces actes ultimes et désespérés apporte un témoignage poignant au désespoir qu'engendre le fait de vivre avec un alcoolique.

Détente

Les statistiques révèlent que si 9 hommes sur 10 abandonnent leur femme alcoolique, 9 femmes sur 10 restent avec leur mari alcoolique. En des circonstances plus heureuses, ces chiffres pourraient parler de la loyauté supérieure de la femme. Malheureusement, les raisons pour lesquelles les femmes demeurent au foyer avec des alcooliques sont rarement saines. La plupart des épouses d'alcooliques ne peuvent pas plus quitter leurs maris que leurs maris ne peuvent quitter la bouteille. Elles disposent habituellement de peu de ressources financières, ne peuvent se libérer de leur dépendance émotionnelle, et sont finalement habituées à cet étrange mélange de contrôle et de dépendance qui caractérise les relations avec l'alcoolique. Elles sont également profondément effrayées par la perspective de devoir rechercher de nouvelles relations fondées sur le respect mutuel.

Les femmes ou les maris d'alcooliques qui ne peuvent pas ou ne désirent pas quitter leur époux s'efforcent de négocier un compromis. Ils font tout leur possible pour ne pas secouer la barque, s'adaptant eux-mêmes et poussant leurs enfants à s'adapter à l'ivrognerie de l'alcoolique. La plus grande partie de leur énergie est dirigée vers un seul but - maintenir le statu quo.

Malheureusement, la dépendance de l'alcoolique ne demeure pas tranquille. Le *compromis alcoolique* est un système de rapports qui devient progressivement malsain et qui appauvrit la vie de tous les membres de la famille, y compris celle de l'alcoolique. Dans cet environnement, les personnes qui souffrent le plus sont les enfants. Pris entre une mère et un père malades, ils deviennent les victimes invisibles et délaissées de l'accoutumance à l'alcool.

CHAPITRE 11

Quelqu'un va devoir payer!

Le père de Marie-Ruth était un homme brillant. Son intérêt s'étendait de l'histoire ancienne à la plongée sous-marine. C'était également un physicien de premier rang qui travaillait dans une grande compagnie industrielle. Il avait une mémoire prodigieuse: chaque soir, il lisait 2 ou 3 livres. Et chaque jour, il buvait une bouteille de scotch.

Au travail, le père de Marie-Ruth était connu comme étant un homme calme et réservé. A la maison, c'était un tyran au comportement imprévisible qui brutalisait sa femme et terrorisait ses enfants. Il tourmentait cruellement ses fils et avait la singulière habitude de s'asseoir et de fixer des yeux Marie-Ruth pendant qu'elle faisait ses devoirs. Parfois, il posait sa main sur sa tête et la laissait là, pendant un long moment. «C'était comme un trou noir», se souvient Marie-Ruth. «C'était comme s'il voulait tirer jusqu'à la dernière goutte de chaleur de mon corps. Parfois, lorsqu'il me regardait, je m'en allais à l'étage en courant pour aller vomir».

Les nuits étaient toujours difficiles. Depuis sa chambre, Marie-Ruth pouvait entendre les cris de son père et les pleurs de sa mère. Elle entendait aussi parfois le bruit de meubles et de verres qui se brisent. Plus d'une fois, son père s'endormit, la cigarette à la main, et mit le feu à des portions entières du tapis du salon. Une nuit, il entra dans la chambre de Marie-Ruth complètement déshabillé et se coucha sur elle. Il perdit conscience presque aussitôt, mais Marie-Ruth resta éveillée jusqu'au matin, essayant de ne pas bouger, et respirant l'odeur viciée de l'alcool.

Marie-Ruth ne parla jamais à personne de l'ivrognerie ou de l'étrange comportement de son père, mais elle fit tout ce qu'elle pouvait pour faciliter l'existence de sa mère. Dès son plus jeune âge, elle prit la responsabilité d'un nombre inhabituel de corvées, y compris la préparation du repas du soir. Elle protégeait ses frères de la violence de son père et essayait de consoler sa mère lorsqu'elle pleurait. A l'école, Marie-Ruth était une élève modèle. Elle travaillait dur pour gagner l'approbation de son professeur, et bien qu'elle fût étonnamment mûre et sérieuse pour son âge, elle se montrait amicale et gentille avec tous ses camarades de classe. Ils appréciaient son désir de leur faire des faveurs et l'attention qu'elle portait à tout ce qu'ils disaient.

Marie-Ruth était encore à l'école primaire quand son père se mit à boire de plus en plus. Son foie et ses reins devinrent très malades, et il perdit même l'usage d'un poumon. Il allait encore au travail tous les matins, mais son comportement à la maison était de plus en plus sinistre. Les mots suicidaires qu'il laissait traîner dans la maison prenaient un ton d'homicide: «Quelqu'un va devoir payer» menaçait-il. La mère de Marie-Ruth démonta alors le fusil de son mari en trois parties et en donna un morceau à chacun de ses enfants pour qu'ils le cachent sous leur matelas. Comme ses frères, Marie-Ruth avait déjà caché une corde au-dessous de son lit, pour l'utiliser en cas d'incendie. Maintenant, elle avait acquis une grande dextérité pour mettre hors de portée de son père les couteaux et autres objets lançables qu'il pourrait trouver sur son chemin.

Un soir, – Marie-Ruth avait alors 14 ans – son père tomba et traversa avec sa tête l'écran du téléviseur. Quand il se releva, il parut étrangement désorienté et irrité. Il suivit Marie-Ruth pendant qu'elle débarrassait la table, la fixant avec des yeux larmoyants et injectés de sang. La cirrhose avait teinté sa peau d'une étrange couleur jaune, et son souffle était devenu rauque et superficiel. Il dégageait une odeur particulièrement aigre. Marie-Ruth fut soudain submergée par l'apparence horrible de son père et elle monta en courant dans sa chambre. Dans sa frayeur, elle oublia de fermer la porte de la cave, ce qu'elle était censée faire tous les soirs. Quelques instants plus tard, elle entendit son père tomber dans les escaliers de la cave. Il atterrit la tête la première et fut tué sur le coup.

Dans l'année qui suivit la mort de son père, Marie-Ruth se convertit par l'intermédiaire d'un évangéliste qui était connu pour son ministère parmi les jeunes. Elle assista à une étude biblique pour jeunes filles et participa, l'été suivant, à un camp de jeunesse. Malgré l'amitié profonde qu'elle rencontra parmi les chrétiens, elle ne parla jamais de son père ou de la responsabilité qu'elle ressentait à propos de la manière dont il était mort. «Quand on est adolescent, il est presque impossible de trouver quelqu'un à qui l'on puisse exposer la douleur que l'on ressent d'avoir un père alcoolique», dit Marie-Ruth. «Au lycée, la jeune fille s'occupe plutôt du vernis qu'elle se met aux ongles ou du garçon qui est assis à côté d'elle en classe. Je savais que cela ne servirait à rien d'essayer de parler de mon expérience familiale.»

Marie-Ruth sortit du lycée avec des résultats remarquables et alla ensuite à l'université. Elle acquit immédiatement de l'ascendant sur les étudiants chrétiens et organisait des études bibliques dans son propre dortoir. Elle conduisait des week-ends de retraite pour les étudiants et passait de longues soirées à conseiller des amis en difficulté. En outre, elle était toujours prête à dactylographier une dissertation ou à cuire des petits gâteaux à consommer pendant les pauses des nuits d'étude. Ses camarades étudiants étaient attirés par sa générosité et son désintéressement, et par la vraie compassion avec laquelle elle les aidait à trouver des solutions à leurs problèmes. «Marie-Ruth est une servante», disaient ses amis chrétiens avec admiration. «Elle est toujours là quand on a besoin d'elle».

Quand Marie-Ruth arriva aux abords de la trentaine, sa vue commença à baisser. Elle dut assez vite porter des verres épais, et plus d'une fois, elle s'évanouit sur le chemin, en rentrant chez elle après la classe. Elle vomissait souvent son repas du soir et subissait des attaques d'anxiété paralysantes. Elle prit l'habitude de rester seule dans sa chambre, se balançant d'avant en arrière, les genoux serrés, regardant à la fenêtre, les yeux dans le vide. Elle entendait parfois des voix et, à deux reprises, des gouttes de sang apparurent sur son visage. «Qu'est-il donc arrivé à Marie-Ruth?» demandaient ses amis consternés. «C'est bien la dernière personne que nous nous attendions à voir plonger si bas!»

La «plongée» de Marie-Ruth dura deux ans. Elle alla d'église en église et de médecin en médecin, cherchant de l'aide, jusqu'au jour où elle rencontra enfin un psychologue chrétien qui comprenait les besoins spécifiques des enfants d'alcooliques devenus adultes. Ce médecin l'aida à faire face honnêtement à son passé et à abandonner ses blessures à Dieu.

«Ma dépression nerveuse a été la période la plus pénible de ma vie», se souvient Marie-Ruth. «Mais c'était un don de Dieu. Les mécanismes de défense que j'avais acquis pendant mon enfance - ma générosité forcée et ma responsabilité excessive - étaient remarquablement puissants. Ils m'avaient servi pendant des années, me rendant capable de supporter le stress provoqué par le comportement alcoolique de mon père.

«Pendant mon adolescence et le début de ma vie d'adulte, mon comportement défensif a été renforcé par mon expérience chrétienne. J'ai spiritualisé mes blessures et je me suis convaincue que la générosité forcée et l'activité frénétique que j'avais démontrées étaient les signes de ma maturité chrétienne, une part de mon service fidèle envers Dieu. La vérité est que j'ai grandi avec une personnalité malade, et ma relation avec Christ a pris la même forme. Seule la plus pénible des expériences pouvait briser mon comportement défensif et forcé, et l'exposer pour ce qu'il était vraiment: une barrière paralysante contre la vraie spiritualité et un amour authentique.»

Aujourd'hui, Marie-Ruth est toujours une personne extraordinairement sympathique et généreuse. Elle manifeste une sensibilité toute particulière envers les personnes qui vivent en marge de la société, et elle est toujours prête à donner un coup de main dans les difficultés. «La différence, explique Marie-Ruth, c'est que maintenant je peux «laisser tomber» pour permettre à Dieu d'agir. Je n'essaie pas de tout contrôler et de régler la vie de chacun. Je laisse les gens assumer leur propre souffrance, et je ne suis plus aussi anxieuse de plaire ni aussi encline à me blâmer pour le comportement inapproprié d'autres personnes».

Pour Marie-Ruth, les profondes blessures de l'enfance ont été transformées en dons grâce auxquels elle peut contribuer à apporter une authentique guérison à d'autres personnes blessées. Elle fait partie de ceux et celles qui, au nombre d'environ 28 millions – enfants et adultes descendants d'alcooliques – ont grandi, ou sont en train de grandir, à l'ombre d'un parent égoïste et au comportement imprévisible. Tous ces enfants n'ont pas eu une enfance aussi horrible que celle de Marie-Ruth - certains ont connu mieux, d'autres pire - mais aucun enfant vivant dans un foyer d'alcoolique ne grandit sans dommage. Ce dommage peut commencer avant la naissance, et il projette presque toujours une ombre tenace, plus tard, dans sa vie d'adulte.

L'enfant à naître

Belinda était enceinte pour la première fois. Elle fumait et buvait beaucoup, mais elle se sentait très concernée par la santé de l'enfant qui allait naître. Lors de son premier contrôle prénatal, son médecin lui expliqua les sérieuses conséquences que le fait de fumer pendant la grossesse pouvait avoir sur le fœtus. Il ne demanda rien à Belinda concernant l'alcool. Belinda s'empressa donc de jeter ses cigarettes, mais elle continua à boire sa demi-bouteille de vin – ou plus – par jour. Au bout de 7 mois, elle donna naissance à un garçon de 2 Kg 700 qui souffrait de lésions irréversibles au cerveau. C'était l'un de ces milliers de bébés qui naissent chaque année avec de sérieuses malformations congénitales liées à l'alcool.

Personne ne connaît avec exactitude quelle quantité d'alcool la femme enceinte «peut consommer» sans nuire à la santé de l'enfant auquel elle doit donner naissance. L'alcool traverse sans encombre le placenta, est rapidement absorbé dans le sang du bébé et est ensuite lentement transformé par un foie qui n'est pas encore entièrement développé. Le résultat est éloquent: des quantités d'alcool même minimes peuvent affecter les mouvements respiratoires d'un enfant *in utero*. Il a été prouvé que des quantités modérées et quotidiennes d'alcool réduisent de manière dramatique le poids de l'enfant à la naissance.

Quand une femme enceinte boit beaucoup ou sombre carrément dans l'alcoolisme, il existe un risque sérieux que son enfant naisse avec un *syndrome fœtal alcoolique*. Cet ensemble troublant de malformations congénitales graves et irréversibles comprend l'arriération mentale, l'arrêt de la croissance et d'étranges malformations faciales. C'est la troisième cause de malformations congénitales consécutives à des lésions du cerveau, et leur nombre s'accroît chaque année. Personne ne peut dire combien d'enfants souffrent indirectement de l'alcoolisme de leur mère, par le moyen des chutes, des luttes physiques ou de la malnutrition.

Le ministère de la santé des Etats-Unis a estimé qu'il n'existe *aucune* dose d'alcool sûre, c'est-à-dire une dose qu'une femme enceinte pourrait consommer sans risquer de nuire à la vie de son enfant. Malheureusement, on peut considérablement nuire à la santé de ce dernier pendant les 7 premières semaines de la grossesse. Or, c'est la période pendant laquelle les femmes ne savent normalement pas encore qu'elles portent un enfant. Les effets de l'alcoolisme maternel sont si dévastateurs que de nombreux législateurs préconisent de placer sur les bouteilles de boissons alcoolisées des étiquettes mettant en garde les femmes enceintes. D'autres recommandent d'envoyer à toutes les femmes de 14 à 50 ans une lettre recommandée les mettant en garde contre les conséquences de la consommation d'alcool pendant la grossesse. Il n'en reste pas moins vrai que les effets de l'alcool sur le fœtus sont l'objet d'un secret bien gardé et que le prix payé par la société à cause de cette ignorance augmente tous les ans.

La croissance de l'enfant: trop et trop tôt

Laura est inquiète. Son père boit trop. Sa mère travaille dans une épicerie, et après l'école, Laura prend soin de ses jeunes frères et sœurs. Son frère, qui n'a que 4 ans, est déjà un fauteur de troubles. Elle a aussi deux sœurs jumelles, qui ont 5 ans, mais qui vivent dans un monde à elles. L'une pleure facilement et se cache dans un placard au premier signe d'ennui; l'autre rit et agit sottement, même lorsque tous les autres sont tristes. Laura fait tout pour que son frère et ses sœurs se conduisent de manière à ce que leur père ne boive pas, mais généralement, ils n'écoutent pas. Ils reprochent à Laura d'être trop autoritaire, et ils refusent de faire leurs corvées.

Laura travaille dur pour que sa famille vive mieux. Elle s'occupe du linge, nettoie les sols, lave les enfants et passe la tondeuse. Quand son père rentre ivre à la maison, c'est elle qui le met au lit. Si l'un des enfants est malade, elle reste à la maison pour le soigner. Elle aide sa mère à préparer les repas. Mais bien qu'elle travaille très dur, Laura se sent toujours anxieuse. Elle a toujours peur. Les choses se désintègrent plus vite qu'elle ne peut les assembler.

Laura a 7 ans. Elle fait partie des 15 millions d'enfants et d'adolescents des Etats-Unis qui vivent actuellement avec un parent alcoolique. Un certain nombre invérifiable d'enfants vivent avec deux parents alcooliques. Comme la plupart de ces garçons et filles, Laura grandit trop vite dans un environnement familial dépourvu des éléments essentiels à la santé de l'enfant: l'amour, de justes limites et une bonne dose de cohérence.

Peu d'alcooliques sont capables d'apporter l'effort soutenu et nécessaire pour communiquer leur amour à leurs enfants. «Tu montrais de l'affection seulement quand tu étais ivre», a écrit un enfant devenu adulte à son père alcoolique, «et ce genre d'affection ne revêt un sens qu'aux yeux d'un autre ivrogne. Nous pouvions alors être tes meilleurs copains et cependant, nous nous haïssions d'agir ainsi, parce que nous savions que ce n'était qu'un langage d'ivrogne.»

Dans de nombreux foyers avec un parent alcoolique, le dialogue n'existe pas. Les repas se déroulent en silence - ou alors c'est à qui criera le plus fort. Si les enfants tentent une conversation avec l'un des parents, il s'en suit un monologue pénible. «Lorsque vous rentrez à la maison, après l'école, et que quelque chose de particulier vous est arrivé ce jour-là – que ce soit bon ou mauvais – vous avez envie de le dire à quelqu'un», raconte un enfant d'alcoolique, âgé de 10 ans. «Mais personne n'a envie de vous écouter. Mieux vaut donc n'être ni heureux ni triste. Mieux vaut ne rien ressentir.»

Même lorsqu'ils essaient d'éteindre leurs sentiments les plus légitimes, les enfants de l'alcoolique sont souvent emportés comme par un tourbillon de honte, d'embarras, de peur et de culpabilité. Instinctivement, ils regardent à leur père ou leur mère et désirent l'admirer, mais ils sont repoussés par son comportement d'alcoolique. Les enfants se sentent profondément responsables de l'alcoolisme de leurs parents, tout en ressentant intensément leur propre impuissance. Leur bien-être est lié à la fantaisie et aux caprices d'une personne malade et à ses actes imprévisibles, et quelle que soit l'importance de leurs efforts, ils ne peuvent ôter du corps de leur père ou de leur mère le désir de boire.

L'anxiété chronique des enfants d'alcooliques est aggravée par les signaux mélangés qu'ils reçoivent des deux parents. Très souvent, la discipline est, au mieux, sporadique. Quand l'alcoolique est ivre, il peut se montrer exceptionnellement brutal envers ses enfants, étonnamment affectueux ou complètement ignorant de leur conduite. Quand l'alcoolique est sobre, sa culpabilité et sa honte ont tendance à le faire basculer dans la direction opposée. Il peut se montrer d'une tolérance extrême ou d'une rigidité tyrannique, revenant alors sur les décisions qu'il avait prises lorsqu'il était ivre. Quelle que soit la manière dont oscille le pendule, en grandissant, les enfants découvrent très tôt qu'il n'existe qu'une frontière sûre dans leur vie: l'humeur de leur père ou de leur mère alcoolique.

Cette incohérence parentale est particulièrement préjudiciable au développement moral de l'enfant. C'est d'abord dans leur foyer que les enfants apprennent à faire la différence entre le bien et le mal, et ils sont facilement troublés lorsque les parents prêchent un message et en pratiquent un autre. Il arrive fréquemment, dans les foyers alcooliques, que les deux parents se mettent à vivre «une double vie» dès l'instant où leur moralité personnelle décline afin de satisfaire les exigences de leur dépendance.

Le problème qui cause le plus de difficulté, d'un point de vue moral, aux enfants d'alcooliques, réside peut-être dans le fait qu'ils osent pas dire la vérité. Comme la plupart des enfants, ils ont été enseignés très tôt à ne pas dire de mensonges. Puis, au fil de leur croissance, ils entendent leur père mentir à propos de la quantité d'alcool qu'il boit, de l'endroit où il est allé, et de ce qu'il a fait. Il peut leur arriver également d'entendre leur mère mentir à l'employeur de son mari, aux voisins et même à la police. Souvent on leur demande de dire de «pieux mensonges» pour protéger la réputation de leur père ou de leur mère.

Cette contradiction morale apparemment mineure peut devenir un problème majeur pour un enfant en pleine croissance. Les enfants d'alcooliques se débattent souvent avec le problème que pose le fait de ne pouvoir s'empêcher de mentir, même longtemps après s'être engagés à être des adultes honnêtes. «Pendant la plus grande partie de ma vie, j'ai menti au sujet de choses sans importance», dit un adulte qui a grandi avec un père alcoolique. «Je me surprenais en train de dire des choses absurdes, mais j'étais ensuite trop embarrassé pour revenir sur mes paroles. Au fil des années, j'ai perdu un grand nombre d'amis pour la simple raison qu'ils ont découvert qu'ils ne pouvaient pas me faire confiance. Tout a changé quand j'ai rencontré un homme qui est resté mon ami même après avoir découvert que je ne disais pas toujours la vérité. Le fait qu'il m'a accepté tel que j'étais et qu'il m'a confronté amicalement m'ont rendu capable de regarder mon problème en toute honnêteté. J'ai réalisé que, tout comme mon père était adonné à l'alcool, moi j'étais adonné au mensonge. A force de prières et d'efforts, j'appris étant adulte ce que la plupart des gens apprennent lorsqu'ils sont enfants. J'appris à dire la vérité».

L'incertitude morale de l'alcoolique peut s'étendre encore plus loin, jusqu'aux mauvais traitements. Chaque année, aux Etat-Unis, 50.000 enfants sont sérieusement blessés par leurs parents, et près de 2.000 sont tués. On estime que les parents alcooliques sont responsables de près de 80% des cas de mauvais traitements envers les enfants et que plus de la moitié de ces parents alcooliques brutalisent leurs enfants de manière régulière. Ces statistiques, bien qu'alarmantes, ne permettent pas de ressentir de manière réelle la terreur dans laquelle vit l'enfant sans défense qui, année après année, est torturé physiquement et psychologiquement par un père ou une mère aux agissements violents et imprévisibles. Pour la plupart de ces enfants, la survie est un souci constant, et leur cauchemar ne cesse malheureusement que lorsqu'ils sont poussés au suicide ou au meurtre.

La paralysie du conjoint non-alcoolique

Quelle que soit l'importance des abus ou des négligences commis au sein d'un foyer d'alcoolique, dès que les problèmes commencent à prendre une certaine ampleur, les enfants se tournent automatiquement vers celui des parents qui ne boit pas, afin de trouver un soutien émotionnel et spirituel. Ils sont relativement rares ceux qui le trouvent. Dans certaines familles, le père ou la mère qui ne boit pas est capable d'oublier sa propre peine pour concentrer son attention sur les besoins urgents de l'enfant qui grandit dans un environnement malades. Cependant, il est beaucoup plus fréquent que la femme ou le mari de l'alcoolique soit trop marqué par les traumatismes quotidiens, propres à une telle existence, pour être encore en mesure d'apporter aux enfants l'attention même la plus minime, sans parler de l'affection dont il a besoin. L'amour qu'ils voudraient manifester arrive toujours enveloppé d'un vêtement de fatigue et d'irritation quasi chroniques. Leur préoccupation et leur frustration disent trop souvent à l'enfant qu'il n'est pas aimé ou désiré, et au lieu de devenir des alliés qui affrontent ensemble une situation difficile, enfants et parents deviennent rapidement des fardeaux de plus en plus pesants l'un pour l'autre. Il n'est pas rare, d'ailleurs, que les enfants d'alcooliques ressentent plus de colère envers celui qui ne boit pas qu'envers celui qui boit. Ils arrivent à éprouver de la compassion pour l'alcoolique comme on en a pour une personne faible ou malade, mais ils ont tendance à regarder leur père ou leur mère qui ne boit pas comme un adulte fort qui pourrait mettre un terme aux problèmes de la famille s'il voulait bien se donner la peine d'essayer. L'enfant s'éloigne encore plus du parent non-alcoolique sous l'influence des justifications et des accusations de l'alcoolique, dont la crédibilité augmente au fur et à mesure que le comportement du non-alcoolique devient de plus en plus hasardeux. L'enfant peut même en arriver à blâmer celui des parents qui ne boit pas pour tous les problèmes de la famille, y compris pour le besoin de boire de l'alcoolique.

Les enfants qui ne peuvent compter sur leurs parents sont forcés de compter sur eux-mêmes. Malheureusement pour eux, les enfants d'alcooliques ont à leur disposition des ressources intérieures et extérieures plus limitées que les autres enfants. Confrontés au stress et aux crises, ils ont de mauvais modèles, et leur expérience de la spontanéité et de la souplesse est par trop limitée. Ils doivent deviner comment les parents «normaux» réagissent en de tels cas. Habituellement, ils n'ont personne à qui parler de leur confusion, qui se trouve aggravée par le tourbillon des émotions fortes restées sans expression et souvent quelque peu faussées.

Le pire, dans tout cela, c'est que l'enfant d'alcoolique souffre souvent d'un grave manque de respect envers lui-même. L'estime de soi n'est pas instinctive. Les enfants doivent apprendre à s'estimer, et ils le font quand ils sont l'objet de l'approbation affectueuse et de la discipline intelligente de leurs parents. Or, ce que les enfants d'alcooliques expérimentent le plus souvent, c'est la critique constante. Ils ne sont jamais à la hauteur du perfectionisme et des attentes irréalistes de leur père ou de leur mère, et le sentiment naissant de la confiance en soi est souvent fauché par l'impression paralysante de leur propre insuffisance. «Je n'arrivais jamais à en faire assez pour satisfaire mon père», dit un enfant d'alcoolique devenu adulte. «Il était tellement exigeant qu'il nous obligeait à balayer toutes les pierres de l'allée dans le même sens. J'ai ainsi grandi avec la terrible crainte de ne pas être productif, d'être pris à ne rien faire».

Handicapé par une telle insécurité alors qu'ils n'en sont encore qu'aux premiers stades du développement de leur personnalité, les enfants d'alcooliques sont souvent appelés à résoudre des situations de plus en plus difficiles. Les méthodes qu'ils utilisent pour survivre – et les enfants d'alcooliques sont des survivants – sont très révélatrices de la personnalité humaine et de sa capacité à utiliser des techniques sophistiquées pour affronter les temps de crise.

CHAPITRE 12

Jeux d'enfants

Les enfants grandissent en essayant et en se trompant. Ils essayent une variété de moyens pour répondre à un monde peu familier et découvrir en fin de compte ce qui marche et ce qui ne marche pas. Ils apprennent quand il vaut mieux prendre en charge, quand abandonner, quand penser pour eux-mêmes, et quand respecter les opinions et les besoins des autres. Ils font souvent de mauvais calculs, mais ils ajustent progressivement leur comportement à la nature changeante de leur environnement et de leurs relations.

Pour la plupart des enfants d'alcooliques, ce processus souple de développement est un luxe qu'ils ne peuvent se permettre. Pour faire face efficacement à l'imprévisibilité de leurs parents, ils s'enferment souvent eux-mêmes, très tôt dans la vie, dans des rôles rigides au sein du système familial. Ce comportement défensif, bien qu'il puisse sembler normal et sain extérieurement, peut se révéler aussi contraignant et obsédant que la dépendance de l'alcoolique.

Les manières de faire face ou les rôles qu'assument les enfants d'alcooliques au sein de la famille peuvent consister à: 1) devenir exceptionnellement responsables, 2) être un serviteur de force ou un «conciliateur», 3) toujours s'adapter ou abandonner, et 4) créer des ennuis. Que l'enfant adopte un rôle ou un ensemble de rôles, son comportement défensif le sert habituellement bien, pendant des années. Cela compense les insuffisances parentales, couvre les brèches de son développement émotionnel et apporte un semblant de stabilité et d'ordre dans une vie autrement chaotique. Parce qu'ils ont appris à faire confiance à sa fiabilité, les enfants perpétuent leur stratégie dans l'âge adulte où, sous la tension des relations et des responsabilités d'adulte, ils sont confrontés aux moments les plus sombres de leur croissance.

L'enfant responsable: un héros familial

Dans presque chaque famille désunie, il y a habituellement un enfant, souvent le plus âgé, qui assume les devoirs de celui des parents qui est absent ou débordé. Cet enfant, qui se comporte en véritable adulte, prépare les repas, se préoccupe des finances du foyer, veille au bien-être de ses plus jeunes frères et sœurs, et fait en sorte que la cellule familiale vive aussi normalement que possible. Parfois l'enfant joue le rôle de conseiller, arbitrant les disputes qui opposent ses parents entre eux et essayant de refaire les relations rompues. Parfois, il joue le rôle de «protecteur», ramenant l'alcoolique du bar à la maison, nettoyant après lui lorsqu'il est malade, et vidant dans l'évier sa provision d'alcool. Un adolescent qui voulait empêcher sa mère alcoolique de tomber dans les escaliers, la nuit, dormait régulièrement par terre devant la porte de sa chambre à coucher.

A l'école, le héros familial est habituellement un perfectionniste. Il a souvent des résultats au-dessus de la moyenne, veut être le délégué de sa classe ou s'efforce de briller dans les disciplines sportives. Il travaille dur pour atteindre des buts difficiles et gagner l'approbation des professeurs et des représentants de l'autorité. Souvent, c'est un organisateur-né ou un être doué d'une aptitude exceptionnelle à diriger les autres.

Quand les enfants perfectionnistes deviennent des adultes, ils comblent habituellement les brèches de leur développement émotionnel par un dur labeur et une remarquable auto-discipline. Leur tendance interne à chercher le perfectionnisme les conduit vers un succès professionnel précoce et des positions de direction dans leur église et leur communauté respective. Ils sont admirés pour «le bien qu'ils font» en dépit d'une vie familiale impossible.

Alors qu'à l'extérieur, ces hommes et ces femmes de courage semblent sûrs d'eux et particulièrement capables, à l'intérieur ils sont toujours les victimes des blessures de l'enfance. Un adulte, enfant d'alcoolique et pasteur, a décrit de manière poignante le trouble émotionnel dans lequel il a passé la plus grande partie de son ministère: «J'étais toujours extrêmement tendu. J'avais le désir intérieur de plaire aux gens et le sentiment que je n'y arrivais jamais tout à fait. Je rejetais les compliments presque avant même de les entendre, sachant qu'ils étaient certainement le fruit de perceptions erronées. Je savais que j'avais un don pour stimuler et conduire les gens, mais je paniquais si je n'étais pas aux commandes, ou je comptais les points, ou j'avais l'impression que tout mon univers s'effondrait».

L'adulte qui s'est vu confier un trop grand nombre de responsabilités, dans son enfance, ne se sent pas à l'aise dans les relations privées de hiérarchie. Il évite alors les amitiés adultes et s'entoure de gens qui peuvent être contrôlés et manipulés. Son approche sans nuance des problèmes l'éloigne des autres adultes équilibrés. Il se sent de plus en plus seul et déprimé.

En dépit de l'isolement émotionnel dans lequel il se trouve, le héros familial continue à accepter de plus en plus de responsabilités et les prend comme des défis. Il se retrouve entouré de gens et de circonstances qu'il ne peut contrôler, et son anxiété s'aggrave. Enfant, il a appris à maîtriser le stress en travaillant davantage; maintenant qu'il est adulte, il ne connaît pas l'art de la relaxation ou du relâchement. Il ne sait pas comment jouer ou prendre le temps de se distraire, et il ne peut partager son anxiété avec personne. Tout ce qu'il peut faire, c'est essayer de se contrôler davantage et de contrôler les autres. Son comportement devient de plus en plus rigide et défensif, et il entreprend des projets de plus en plus grands et de plus en plus exigeants. Plus grandes sont ses responsabilités, moins il se sent assuré; et moins il se sent assuré, plus il accepte de responsabilités. De cette manière, le héros familial passe des années à nourrir – par contrainte – le feu même qu'il essaie d'éteindre.

L'enfant-conciliatrice

L'enfant conciliante passe sa vie dans l'orbite des sentiments des autres personnes. Dans sa prime jeunesse, l'enfant est particulièrement sensible aux maux et aux besoins des membres de sa famille et elle essaie autant qu'elle le peut d'atténuer leurs déceptions et leurs craintes. Elle saisit vite les signaux - de colère, de blessure, de ressentiment, de tristesse. Elle essaie d'apaiser les conflits avant qu'ils ne se développent et de guérir les blessures des autres en donnant d'elle-même.

Quand la servante-conciliatrice atteint l'âge adulte, elle est souvent entourée d'une multitude de prétendus amis qui sont attirés par sa bonté désintéressée et sa compassion. C'est une conseillère énergique, une auditrice qui est rarement en désaccord avec les autres. Elle peut s'excuser éternellement pour des événements qui échappent à son contrôle: «Je suis désolée que vous ne vous sentiez pas bien... Je suis désolée que votre dîner ait brûlé... Je regrette vraiment que votre patron soit injuste...»

L'enfant conciliatrice accepte les responsabilités que les autres évitent et, même si elle est très occupée, elle dit rarement non aux requêtes lui demandant son aide.

La générosité forcée de la conciliatrice la coupe du donnant-donnant mutuel qui existe habituellement dans les relations entre adultes. Elle est convaincue que le grand égard de ses amis dépend de sa capacité à se donner aux autres, et elle est incapable de recevoir amour et intérêt pour elle-même. Elle devient de plus en plus solitaire et déprimée, mais elle ne peut partager ses sentiments avec personne; toutes ses relations sont bâties sur le mythe de sa propre indestructibilité et l'absence de besoins émotionnels.

Dans certaines familles brisées, l'enfant conciliatrice est aussi le clown de la famille. Ces enfants exceptionnellement sensibles ont le truc pour tourner même les moments les plus embarrassants en plaisanterie et ils apprennent à diffuser colère et violence avec un humour bien placé. En entrant dans l'âge adulte, les clowns de famille deviennent souvent des bavards impénitents et sont exceptionnellement nerveux. Même dans les moments les plus pénibles, ils cachent leurs sentiments les plus profonds par une plaisanterie... Seul le plus sensible et le plus tenace des amis peut percer cette carapace d'humour pour atteindre les blessures qui se cachent en-dessous.

Le conformiste

Dans l'environnement imprévisible d'un foyer d'alcoolique, tout peut arriver. L'enfant confoniste est toujours préparé - à ne rien faire. Un tel enfant est tellement paralysé par ses propres insuffisances qu'il n'essaye plus de prendre des initiatives. Au lieu de cela, il opte pour une existence «qui suit le courant» et qui est relativement exempte de souffrance. Acceptant avec un haussement d'épaule l'annulation des vacances au dernier moment, la dispute soudaine, la gifle inattendue, il reconnaît que les seules conditions de sa vie qui ne changent pas sont son isolement et son impuissance. Il se sépare souvent de sa famille et passe un temps infini, seul dans sa chambre, se créant un monde peuplé de fantasmes.

A l'école et à l'église, l'enfant conformiste est un «enfant perdu», le plus petit, celui dont personne ne se souvient du nom, le garçon ou la fille dont la présence timide et apathique ne laisse rarement plus qu'une impression fugitive. Dans une pièce remplie du bruit d'enfants réclamant l'attention à grands cris, l'enfant conformiste se faufile facilement entre les interstices - et il est heureux comme cela. Il préfère rester seul, car il a appris que les rêves éveillés sont plus sûrs et plus satisfaisants que les rencontres humaines imprévisibles.

Quand le conformiste atteint l'âge adulte, il a rarement le sens de la direction et du but de sa vie. Il continue à se percevoir comme un impuissant, une personne qui n'a jamais de choix à faire, qui ne se trouve jamais devant des alternatives. Il gravite habituellement autour de gens qui sont émotionnellement aussi détachés que lui et épouse une femme qui reconstitue le chaos de son enfance. Dans de tels mariages, l'enfant conformiste devenu adulte fait ce qu'il connaît le mieux: il se conforme. Il devient le spectateur impassible des difficultés familiales et est facilement manipulé par les gens qui l'entourent.

Le détachement émotionnel et l'apathie de l'enfant conformiste sont souvent pris à tort pour de la sérénité. Celle-ci vient quand nous acceptons les choses que nous ne pouvons changer, mais l'enfant qui se conforme accepte le fait qu'il ne peut rien changer, et qu'il ne le pourra jamais. Au fil des années, cette acceptation passive l'éloigne de plus en plus de la paix et de la tranquillité qu'il recherche. Il devient prisonnier de la solitude et du désespoir.

L'enfant rebelle

Dans la plupart des familles désunies, il y a au moins un enfant dont le nom s'épelle P R O B L E M E. Aux yeux de cet enfant, les règles sont faites pour être brisées. Il fait un pied de nez à l'autorité, que ce soit à la maison, à l'école, à l'église, ou en ville. Il vit tellement dans les problèmes qu'il devient vite le bouc-émissaire de la famille. Détournant sur lui l'attention de l'alcoolique, il est souvent remarqué comme étant la source d'un nombre croissant de problèmes dans la famille.

L'enfant rebelle a découvert un important principe du développement de l'enfant: une attention négative vaut mieux que pas d'attention du tout. Son estime de soi, si elle existe, est même moindre que celle de ses frères et sœurs qui visent les exploits. Il enracine le fragile sentiment qu'il a de lui dans la conscience qu'il a d'être «mauvais», et il se tourne vers des amis qui ont également peu d'amour-propre. Souvent, il court avec une «foule sauvage» d'enfants ou d'adolescents qui instinctivement se dirigent vers les ennuis partout où l'on peut en trouver.

Parce que les drogues et l'alcool constituent un pôle habituel d'attraction pour la rébellion des adolescents, l'enfant troublé de l'alcoolique ne tardera pas à expérimenter les substances toxiques et même à en abuser. L'existence possible d'une prédisposition héréditaire à l'alcoolisme accroît ses «chances» d'avoir de sérieux ennuis avec la drogue ou l'alcool, voire même les deux, avant d'avoir quitté l'adolescence. Et sans se préoccuper du fait qu'il développera ou non une pleine dépendance, l'enfant rebelle court le grand risque de passer au moins une partie de son adolescence dans une maison de correction ou un hôpital psychiatrique.

L'enfant rebelle atteint l'âge adulte en portant dans son cœur une profonde rancune contre le reste du monde et il a une forte tendance à prendre de mauvaises décisions. Il quitte l'école, se marie tôt et a des enfants illégitimes, il fuit la formation professionnelle, et laisse s'accumuler les dettes. Sa capacité à survivre dans le monde adulte par des moyens légaux est sérieusement contrariée par les décisions imprévoyantes de sa jeunesse, et il se sent de plus en plus impuissant et insignifiant. Sa frustration grandissante le pousse vers des actes violents et illégaux.

Quand les solutions de rechange échouent

Qu'un enfant d'alcoolique devienne ou non responsable, conciliateur, conformiste ou rebelle, ou essaie de combiner deux de ces rôles, tôt ou tard, sa stratégie de secours s'effondre. Le comportement qui était une bénédiction pour lui dans l'enfance devient un fardeau à l'âge adulte, et il passe alors par des manquements inattendus. Il découvre que tout le monde ne peut pas être manipulé, et que ceux qui peuvent l'être réagissent finalement avec colère et amertume. Il rencontre des gens qui ne veulent pas être conciliants et des situations qu'il ne peut pas régler. Les mensonges finissent par attraper le menteur et même l'adulte, «ex-enfant rebelle», découvre que le prix de la délinquance adulte dépasse de loin ce qu'il était initialement prêt à payer.

L'échec des anciens rôles et des normes de comportement peut prendre des décennies à se réaliser, mais lorsqu'il se manifeste, les adultes enfants d'alcooliques se sentent soudain totalement démunis. Les failles de leur développement émotionnel sont alors parfaitement visibles, et les vieilles insécurités réclament leur dû. A ce point-là, l'enfant entre souvent dans une période de crises qui peut menacer sa carrière, son mariage, sa santé mentale – ou sa vie.

Les crises de l'adulte

Anne Murphy était une femme intelligente, toujours bien habillée, et sérieuse. Elle était aussi la mère de quatre grands enfants, professeur de lycée et épouse d'un pasteur presbytérien sympathique et facile à vivre. Elle travaillait dur, et même si parfois elle tempêtait contre la légèreté de son mari et du rôle pesant qu'elle devait jouer dans la famille, elle vivait une union heureuse depuis trente ans. Elle aimait enseigner et elle aidait volontiers son mari dans sa tâche à l'église.

Un certain Noël, alors que la famille était rassemblée pour les vacances, les enfants d'Anne débouchèrent une bouteille de vin qui avait coûté particulièrement cher. Anne ne buvait pas. Elle avait connu une enfance malheureuse à cause d'un père alcoolique, mais maintenant, ses propres enfants étant devenus adultes, elle se sentait plus tolérante. Elle accepta un verre de vin, puis un second. Elle fut surprise de sentir à quel point ces deux verres lui faisaient du bien. Elle devint détendue et insouciante, et pour la première fois de sa vie de femme mariée, elle comprit les plaisanteries de son mari.

Durant ces mêmes vacances, tout en consommant une autre bouteille de vin, Anne et sa fille aînée eurent une longue conversation intime. Anne avait toujours eu beaucoup de mal à parler librement de ses sentiments. Or maintenant, avec un verre en main, voilà qu'elle parlait ouvertement de ses doutes et de ses insécurités. Sa fille se montra enchantée – et reconnaissante. «J'ai l'impression qu'avant, je ne te connaissais pas» dit-elle en serrant sa mère contre elle d'une manière tout à fait inhabituelle. «C'est comme si je découvrais un nouveau membre de la famille que je trouverais formidable».

Au cours des mois suivants, Anne trouva qu'un verre de vin constituait une méthode efficace pour soulager les pressions d'une vie lourde de responsabilités. Quand elle buvait, elle n'avait plus l'impression de passer à côté d'un secret de l'existence que tous les autres possédaient, sans exception. Au contraire, elle apprenait maintenant à maîtriser les situations. Ses amis et sa famille accueillirent avec chaleur la «nouvelle Anne» et il sembla à cette dernière qu'un poids énorme de solitude et d'anxiété avait été soudain ôté de ses épaules.

Trois ans après, Anne avait un nouveau fardeau. Elle était devenue alcoolique. A sa propre consternation, elle découvrit qu'elle buvait jusqu'à une bouteille de vin par jour. Elle prenait souvent la décision d'arrêter de boire, mais il lui semblait impossible de se passer d'un verre au dîner. Et, d'une manière ou d'une autre, un verre appelait toujours un autre verre, et Anne passait ses soirées vautrée devant la télévision, et trop ivre pour parler de manière cohérente. Le matin, elle se réveillait avec un affreux mal de tête, éprouvant de la haine envers elle-même et comptant les heures qui menaient jusqu'au dîner.

Comme Anne, presque tous les enfants d'alcooliques grandissent en affirmant: «cela ne m'arrivera jamais». Ils ont vu de leurs yeux la misère de la dépendance, et ils sont convaincus que ces sinistres expériences constituent une protection adéquate contre le mariage avec un alcoolique ou le fait de sombrer eux-mêmes dans la dépendance. Ils quittent leurs parents en se disant que leurs problèmes sont derrière eux et, en comparaison avec la misère de leur passé, leur avenir semble remarquablement brillant.

Malheureusement, les adultes qui sont issus de foyers d'alcooliques emportent leur passé avec eux comme une bombe à retardement qui n'attend que le moment d'exploser. Bien que beaucoup quittent la maison aussi tôt que possible pour fuir l'alcoolique, 30% des enfants d'alcooliques épousent des alcooliques, et 50% d'entre eux deviennent eux-mêmes alcooliques. Beaucoup, comme Anne, sont des adultes qui ne se doutent de rien et qui découvrent plus tard que l'alcool constitue un excellent moyen de régler les conflits datant de l'enfance. Un verre en main, le héros de la famille peut se relaxer, le conciliateur peut oublier les sentiments des autres, et le conformiste éprouve une nouvelle sensation de puissance et d'assurance. Inconscients du fait que les normes héréditaires les placent au nombre de ceux qui risquent le plus de sombrer dans la dépendance, ces hommes et ces femmes passent rapidement de l'habitude mondaine de boire à la contrainte. Avant qu'eux ou leurs familles réalisent ce qui arrive, ils sont déjà dépendants de cet alcool qu'ils ont craint et haï toute leur vie.

La dépendance et le mariage avec un alcoolique ne sont que deux des menaces auxquelles les enfants d'alcooliques devenus adultes doivent faire face. Souvent, dans la vingtaine ou au début de la trentaine, ils découvrent que les mécanismes de défense de leur enfance s'écroulent sous les pressions conjuguées du mariage et des responsabilités parentales et professionnelles. Ne disposant d'aucune ressource personnelle pour faire face à la situation, ces hommes et ces femmes sont souvent conduits à commettre des actes extrêmes et désespérés. C'est ainsi qu'on voit un jeune pasteur, père de trois enfants, s'effondrer de manière soudaine et plus tard se suicider. Une jeune femme pleine de talents, que beaucoup de jeunes regardaient comme un modèle et qui exerçait son activité spirituelle parmi la jeunesse, dans une importante métropole, sombre subitement dans la dépression et doit être placée dans un hôpital pour suivre un traitement. Un ancien d'une église, qui vivait apparemment en parfaite harmonie avec son épouse, s'enfuit tout à coup avec une fille deux fois plus jeune que lui, laissant sa femme et ses enfants dans une grave crise financière et spirituelle.

La vérité, c'est que le temps qui passe guérit rarement les blessures des enfants d'alcooliques. S'ils ne sont pas aidés dans leurs profondes difficultés psychologiques et spirituelles, *ils demeureront pour le restant de leur vie des personnes à haut risque* susceptibles à tout moment de développer une dépendance ou de connaître un effondrement moral majeur. En outre, ils risquent fort de transmettre ces problèmes à leurs enfants et petits-enfants, qui deviendront un maillon de plus dans la chaîne des méfaits imputables à l'alcool, qui s'étend de génération en génération.

Heureusement, il est possible de trouver de l'aide. Il existe un programme efficace de rétablissement, pour l'alcoolique – et sa famille.

CHAPITRE 13

Les cinq mythes de la dépendance

Les trois principales causes de décès, aux Etats-Unis, sont les maladies de cœur, le cancer et l'alcoolisme. Parmi ces trois causes, l'alcoolisme occupe une position unique: il est totalement évitable et hautement traitable. Il est quasi certain que tout alcoolique qui obtient l'aide appropriée et a vraiment le désir de coopérer à son propre rétablissement peut mener une vie sobre et productive.

En même temps, l'alcoolisme est l'un des désordres chroniques guérissables le moins souvent traité: 9 alcooliques sur 10 n'essayent même pas d'obtenir de l'aide pour vaincre leur dépendance. Les membres de la famille, les amis proches, et l'employeur participent presque toujours à cette paralysie, et quel que soit le prix de la dépendance, ils demeurent les spectateurs passifs de l'auto-destruction de l'alcoolique.

En commençant l'examen du processus de rétablissement de l'alcoolique, nous nous devons d'évaluer les nombreux obstacles qui se dressent entre ce dernier et l'aide dont il a besoin. Certaines de ces barrières ont été discutées dans les chapitres précédents. Il s'agit du mensonge de l'alcoolique, des efforts louables mais inefficaces de la famille et des amis, de la flétrissure sociale attachée à la dépendance, et du conseil souvent trompeur des professionnels, tels que les médecins, les pasteurs et les psychologues. De plus, c'est presque toujours l'alcoolique qui maîtrise les entretiens en tête-à-tête, et les méthodes traditionnelles de thérapie ne font habituellement que nourrir l'illusion de ce dernier. En même temps, les familles qui cherchent de l'aide extérieure sont rarement informées de l'existence de programmes de relèvement qui sont couronnés de succès. Au contraire, elles sont découragées par les expériences menées dans les centres de traitement de second ordre ou dans des organisations qui ont une approche plutôt simpliste de la dépendance. Leurs espoirs ont trop souvent été brisés. Finalement, ils trouvent plus facile de laisser tomber et d'accepter l'alcoolique pour ce qu'il est, que de risquer une déception supplémentaire.

Comme pour ajouter à ces problèmes importants, il existe aussi beaucoup de mythes qui sont largement entretenus sur le problème de la dépendance, et qui contribuent à décourager les proches de l'alcoolique d'intervenir dans le cours de son alcoolisme. Ces mythes sont les suivants:

1. *L'alcoolique doit désirer de l'aide avant de pouvoir en obtenir.*

«Chaque soir, je suppliais Dieu de m'aider», se souvient un ancien alcoolique. «Je lui demandais de me sortir de mes difficultés, de faire en sorte que je me sente mieux, de ne pas me laisser mourir et de m'aider à vaincre tout ce qui se dressait entre moi et mon prochain verre. La seule chose que je ne lui ai jamais demandé, c'était de m'aider à arrêter de boire».

Il est rare de rencontrer un alcoolique qui désire de l'aide pour arrêter de boire! Même s'il passe par des périodes de désespoir et qu'il lance de fréquents appels à l'aide, le premier souci de l'alcoolique est de protéger sa provision d'alcool. Beaucoup d'anciens alcooliques ont affirmé que, même lorsque les circonstances les obligeaint à aller dans des centres de traitement ou chez les Alcooliques Anonymes, ils y allaient dans l'espoir d'y trouver un moyen de boire sans payer le prix considérable de la dépendance. Ils prétendent aujourd'hui que s'ils avaient su d'avance que le rétablissement exigeait une totale abstinence, ils seraient restés à la maison.

De nombreux alcooliques ne font, en fin de compte, qu'exprimer cette prière désespérée d'une ménagère alcoolique: «Seigneur, j'ai besoin d'aide. Je ne désire pas d'aide, mais j'ai besoin d'aide». Dans l'intervalle, les membres de la famille et les amis doivent réaliser que s'ils attendent patiemment que l'alcoolique manifeste un désir sincère d'abandonner la boisson, sa dépendance progressera vers des stades plus sérieux et quasiment incurables. Plus il boit, plus son désir d'alcool devient fort. Avec le temps, il est de moins en moins probable qu'il demandera un jour de l'aide.

2. *L'alcoolique doit toucher le fond avant de pouvoir être aidé.*

Parce qu'on leur a dit que les alcooliques doivent toucher le fond avant de pouvoir être secourus, un nombre impressionnant de membres de famille et d'amis se tiennent là, sans le moindre espoir, à regarder celui ou celle qu'ils aiment, tandis qu'il ou elle sombre dans l'alcoolisme. Cette théorie a été popularisée par les premiers groupes d'Alcooliques Anonymes, et a été enracinée dans leur expérience, d'après laquelle seules les circonstances les plus désespérées peuvent forcer un alcoolique à décider de ne plus boire.

Il est vrai que l'alcoolique doit apprendre à connaître les conséquences douloureuses de sa dépendance avant de vouloir abandonner l'alcool. Mais il est tout aussi vrai que les alcooliques font leur premier pas vers le rétablissement quand ils craignent de perdre une chose ou une personne qu'ils estiment. En fin de compte, la plupart des alcooliques n'ont rien à perdre - si ce n'est leur bouteille. L'alcool est leur seul réconfort dans la vie, et s'ils ne trouvent aucun stimulant terrestre pour les encourager à cesser de boire, ils boiront assidûment jusqu'à un point de non-retour, qui s'appellera la mort, la démence ou l'internement.

Aujourd'hui, nous savons, au vu des statistiques, que plus l'alcoolique est encore loin «du fond», plus il a de chances d'arrêter complètement de boire. Le buveur qui a une famille, un travail, une bonne santé, des amis et toute sa lucidité, a une chance extraordinaire de guérir de sa dépendance. Mais quand sa dépendance se développe et lui fait perdre l'une ou l'autre de ces dimensions de la vie, ses possibilités de rétablissement diminuent en conséquence. Si, finalement, il dort sous les ponts, prend sa nourriture dans une boîte de conserve et se met à parler tout seul, il n'existe presque plus aucune possibilité qu'il s'en sorte.*

3. *L'alcoolique finira par s'arrêter de boire de lui-même.*

Presque toutes les familles d'alcooliques vivent dans l'attente du jour où l'alcoolique cessera spontanément de boire. Elles ont entendu parler d'autres alcooliques qui ont abandonné d'un seul coup leur vice et elles se mettent à croire que tôt ou tard l'alcoolique qu'elles côtoient reviendra à la raison. Leurs espoirs sont alimentés par la capacité qu'a l'alcoolique de rester sobre pendant des semaines ou des mois à la fois et de montrer occasionnellement un comportement vraiment charmant. Ce double aspect de la personnalité de l'alcoolique convainc sa famille et ses amis qu'il pourrait fort bien arrêter de boire si seulement il le voulait, et que, par conséquent, un jour, il choisira de ne plus boire.

Il est vrai qu'un petit pourcentage d'alcooliques cessent spontanément de boire à un certain moment de leur vie. Cela est souvent dû au processus même du vieillissement. Il reste vrai cependant que neuf alcooliques sur dix boivent jusqu'à la mort, à moins qu'une chose ou une personne

---

* Il existe un certain nombre d'exceptions à cette règle: presque tout le monde a entendu parler d'hommes ou de femmes qui ont abandonné une vie de débauche. Il n'est donc pas juste d'ôter tout espoir à l'être humain. Mais en même temps, le côté particulièrement dramatique de telles histoires réside surtout dans le fait que de telles «guérisons» constituent l'exception, et non la règle.

n'intervienne de manière particulièrement influente pour mettre un terme à leur dépendance. Etant donné qu'il n'existe qu'une toute petite chance pour qu'un alcoolique veuille en finir avec sa dépendance, il n'existe aucune justification médicale ou morale pour se contenter de regarder et d'attendre pendant que l'alcoolique continue à boire.

4. *L'alcoolique a le droit de boire. Personne n'a le droit d'intervenir dans sa vie.*

«Jœ n'a pas l'air de bien aller, mais s'il a envie de boire, c'est son droit. Cela ne nous regarde pas». Les conceptions de la liberté personnelle et du libre choix ne s'appliquent que peu ou pas du tout aux gens qui vivent dans une dépendance quelconque. Si le développement d'une dépendance sous-entend un certain nombre de décisions, la dépendance elle-même marque la fin du libre choix. «Les gens choisissent d'être des buveurs occasionnels», a dit un ancien alcoolique, «mais personne ne choisit de devenir un alcoolique».

Devenir un alcoolique, c'est perdre la faculté de ne pas boire. Le fait d'intervenir dans le cours normal de cette dépendance ne constitue pas plus une violation de la liberté personnelle que le fait de jeter un gilet de sauvetage à une personne qui se noie. Cette dernière a le droit de refuser le gilet de sauvetage, mais l'offre elle-même constitue une tentative de restauration de la liberté, et non le contraire. Et s'il convient d'aider l'alcoolique ou le toxicomane qui s'enfonce dans son vice, il est bien plus utile d'interrompre la dépendance avant qu'elle n'ait détruit le buveur et sa famille.

5. *Les efforts déployés pour aider l'alcoolique peuvent contribuer à aggraver son ivrognerie.*

Les gens qui vivent dans l'entourage d'un alcoolique sont presque toujours quasiment paralysés par la peur de déranger le statu quo, aussi désagréable soit-il. En dépit de l'imprévisibilité de l'alcoolique, ceux qui l'entourent apprennent à se constituer des îlots de stabilité et d'ordre. La paix qu'ils trouvent est souvent aussi fragile que le soulagement qu'ils éprouvent quand l'alcoolique boit jusqu'à tomber dans un état de stupeur et qu'il n'est plus bon qu'à être mis au lit. Néanmoins, cela peut représenter une sorte de réconfort. La perspective d'une intervention dans la dépendance de l'alcoolique ou de la mise en place de changements dans la routine difficilement acquise de la famille ne fait que soulever le spectre effrayant d'un retour au chaos.

L'alcoolique joue sur ces peurs avec une remarquable habileté. Au premier signe d'une intervention potentielle dans son ivrognerie, son pouvoir de manipulation est multiplié par dix. Parfois, il essaie de solliciter la sympathie ou insinue qu'il est comme «frappé dans le dos», trahi par les gens même en qui il a le plus confiance. Parfois il menace de boire deux fois plus qu'auparavant ou de recourir à la violence physique, contre lui-même ou contre sa famille. Occasionnellement, il menace de quitter la maison pour toujours (cette menace, bien qu'exceptionnellement efficace avec les membres de la famille est presque toujours vide de sens. L'alcoolique n'abandonnera pas un groupe loyal de protecteurs sans savoir où il peut en trouver un autre. Quelles que soient les tactiques utilisées par l'alcoolique, son message est toujours le même: il y a un prix à payer pour secouer la barque.

La vérité est que, si l'alcoolique et ses protecteurs vivent dans la peur d'un changement, la dépendance ne connaît pas l'immobilisme. Médicalement parlant, l'alcoolisme est une maladie *évolutive*. Si on la laisse suivre son cours, elle ne peut qu'empirer. A tout moment, l'alcoolique peut paraître «se maintenir», ou même se rétablir, mais la direction générale de sa vie reste la même: il descend la pente. Poussé par un désir insurmontable et aveuglé par le mensonge qu'il pratique, il glisse vers la destruction sociale, physique, psychologique et spirituelle. Chaque aspect de sa maladie renforce les autres, et il est comme enfermé dans une cage qui s'ouvre rarement de l'intérieur.

Amis et membres de la famille souffrent des conséquences de cette progression dévastatrice. Plus l'alcoolique boit, plus il perfectionne l'art de la manipulation, et moins ses protecteurs sont en mesure de résister à ses efforts. Au contraire, ils sont pris dans un cercle ininterrompu de ressentiment, de colère, de peur, de culpabilité et de manque d'estime de soi. Leurs émotions faussées intensifient leur relation avec l'alcoolique, et ils sont encore plus assujettis à son comportement manipulateur.

Cette descente en spirale vers la destruction, par la boisson, la manipulation et la protection ne cessera pas d'elle-même. Elle doit être interrompue. Le réseau de relations qui soutient la dépendance de l'alcoolique doit être brisé, et les membres de la famille, les amis et les relations professionnelles qui couvraient l'alcoolique doivent être équipés des outils nécessaires afin de l'obliger à affronter les conséquences de sa dépendance.

CHAPITRE 14

Les étapes de la préparation

L'homme d'un certain âge qui était assis de l'autre côté de mon bureau était profondément perturbé. En compagnie de ses deux filles adultes, il était venu me voir pour me parler du problème que sa femme avait avec la boisson. Cependant, après avoir m'entendu esquisser un programme de relèvement, il acquit la conviction que je n'avais pas bien compris toute la gravité de la condition de sa femme. «Vous ne connaissez pas Sarah», me dit-il avec insistance. «Son cas est différent. Parfois je pense qu'elle est devenue folle. Elle me rend responsable de tout, et si je mentionne seulement le mot «alcoolique», elle entre dans une véritable rage. Quelle que soit la chose que vous ayez à l'esprit, je peux vous dire que cela ne marchera pas».

Les filles de Sarah confirmèrent que la condition de leur mère était désespérée. Sarah passait ses journées à se balader entre la dépression et l'hystérie. Il n'y avait que quelques moments, le matin, où elle avait suffisamment de raison pour tenir une conversation. Elle avait une sensibilité à fleur de peau, et bien qu'utilisant du valium pour calmer ses nerfs, elle était sujette à des rages particulièrement violentes. Durant ces épisodes, elle maltraitait sa famille verbalement et physiquement et portait des accusations plutôt choquantes contre son mari. Dans la famille, tout le monde faisait tout ce qu'il pouvait pour ne pas ennuyer Sarah, et pour l'avoir regardée boire comme une alcoolique pendant 15 ans, ils se gardaient bien d'intervenir. «Nous apprécions votre intérêt», conclut la fille aînée, «mais il n'y a aucun moyen pour que notre mère admette un jour qu'elle est une alcoolique, et encore moins qu'elle accepte de l'aide extérieure».

Comme le mari et les filles de Sarah, presque chaque membre de la famille, chaque ami, chaque employeur d'un alcoolique qui passe par mon cabinet a au moins une douzaine de bonnes raisons pour affirmer qu'un programme de désintoxication ne peut pas marcher, dans leurs circonstances particulières. Ils connaissent tous trop bien l'acharnement de l'alcoolique à boire. Ils sont intimidés par son comportement bizarre et douloureusement conscients du fait que l'alcoolique a l'avantage, dans toutes ses relations. Les solutions domestiques ont echoué, ils croient avoir épuisé les bienfaits de leur influence sur l'alcoolique, et ils sont convaincus qu'il boit depuis trop longtemps pour pouvoir être aidé. Quel que soit l'encouragement que j'essaie de leur apporter, le problème demeure aussi réel que la confusion de leur foyer, mais la solution semble aussi éloignée et inefficace qu'un conte de fée. Peut-être cela marche-t-il pour d'autres personnes, mais cela ne marchera jamais pour eux.

Dans le cas de Sarah, son mari et ses filles étaient suffisamment désespérés pour essayer n'importe quoi. Ils demeuraient pessimistes quant à l'aboutissement de leurs efforts, mais ils acceptèrent de suivre les premières étapes du programme de désintoxication et se préparèrent à une confrontation en groupe avec Sarah (»elle est trop dure», dit son mari, «elle ne le supportera pas»). La confrontation eut lieu dans le mois, et 24 heures plus tard, au grand étonnement de sa famille, Sarah fit ses valises et partit pour un centre de désintoxication. Pendant sa première semaine de traitement, elle appela 8 fois chez elle, demandant à son mari de venir immédiatement la délivrer des «buveurs et des gens de mauvaise vie». Au début de la seconde semaine, elle réclama son peignoir et son maquillage. Dans les derniers jours de traitement, elle admit qu'elle était impuissante face à l'alcool et demanda à Dieu de l'aider à rester sobre «un jour à la fois». Le chemin qui se présentait devant elle comptait de nombreuses difficultés, mais aujourd'hui, Sarah, l'ex-alcoolique «sans espoir», est sobre, et ce depuis 9 ans.

La bonne nouvelle concernant le programme de libération de la dépendance est celle-ci: cela marche! De plus, son succès final ne dépend pas du désespoir ou de la confiance des membres de la famille et des amis. Même en présence d'insécurités paralysantes, toute personne, ou presque, qui est désireuse de suivre les directives une à une, peut être équipée d'outils efficaces pour obliger l'alcoolique à faire face à sa dépendance et se libérer de cette maladie familiale qu'est l'alcoolisme. Cet effort n'est pas dénué de difficultés, mais il faut bien moins d'énergie pour essayer de sauver un alcoolique que pour vivre toute une vie avec lui. Et la récompense éventuelle est aussi grande que la rédemption de l'alcoolique et la guérison de tous ceux qui ont souffert de son comportement.

En commençant cette partie pratique de notre investigation, un mot d'avertissement se révèle nécessaire. La confrontation d'un alcoolique n'est pas un événement unique. C'est un véritable processus. Ce processus est fait d'étapes particulières dont l'ordre, tel qu'il apparaît dans les pages suivantes, n'est pas accidentel. Les tâches qui vont avec telle phase présupposent une information ou des aperçus qui auront été acquis lors des phases précédentes, et aucune étape ne doit être omise ou entreprise dans un ordre différent.

Il est aussi important de se rappeler qu'il n'y a pas de processus de préparation de seconde main. La *lecture* n'équivaut pas à l'*action*, et on ne doit jamais tenter de mettre un alcoolique au pied du mur sans avoir soi-même participé de manière active à toutes les étapes préliminaires. Comme plus d'une personne l'a appris à ses dépens, un effort précipité et mal préparé se termine presque toujours par un désastre et peut ruiner les efforts futurs consentis en vue d'aider l'alcoolique.

PREMIERE ETAPE: La prière d'intercession.

L'alcoolisme et la toxicomanie sont parmi les problèmes les plus profondément spirituels que j'ai eu à traiter en tant que médecin. S'il est injuste et inefficace de réduire la dépendance à sa seule dimension spirituelle, il est tout aussi dangereux d'ignorer ou de sous-estimer le côté spirituel de la dépendance. Tous ceux qui essaient d'aider un alcoolique à surmonter sa dépendance découvrent vite qu'ils sont impliqués dans l'une des formes les plus intensives de guerre spirituelle que l'homme puisse connaître.

C'est pour cette raison que la première étape du programme de réhabilitation consiste à reconnaître que nous dépendons de Dieu, et de nous remettre, avec l'alcoolique, entre Ses mains par la prière. Pour faire ce pas, il n'est pas nécessaire d'être un «géant de la prière». Un grand nombre de gens vivent dans une telle aridité spirituelle après des années de vie avec un alcoolique que la seule prière qu'ils peuvent formuler est: «O Dieu, si tu es là, aide-moi!» D'autres ont des années de discipline spirituelle derrière eux, et sont profondément conscients de la présence du Saint-Esprit dans leur vie. Ils peuvent donc intercéder pour l'alcoolique par des prières ferventes et régulières. Quelle que soit notre manière de parler à Dieu, nous pouvons avoir l'assurance qu'Il entend les cris de ses enfants.

Les prières d'intercession et d'abdication dont je parle ne sont pas le fruit de la réflexion ou les dernières mesures désespérées qu'on utilise quand les efforts de la médecine se sont révélés stériles. Elles constituent plutôt la pierre d'angle de toutes nos actions et la preuve de notre désir de permettre à l'Esprit de Dieu d'envahir notre vie. Dans mon activité professionnelle, je considère la prière comme étant la plus importante thérapie dont je dispose, et je ne peux pas plus exercer sans ma capacité à prier pour et avec mes patients, que je ne le peux sans mon stéthoscope. J'ai découvert que la prière et la science sont tous deux les récipients qui accueillent la grâce de Dieu, et elles ne sont pas rivales. Ce n'est pas que l'un commence lorsque l'autre abandonne, mais plutôt que tous les deux, ensemble, sont des agents de la guérison divine.

DEUXIEME ETAPE: La formation

Récemment, j'ai été invité à parler à une association d'hommes d'églises sur l'alcoolisme et l'importance de l'établissement de programmes de formation sur ce sujet, au sein de l'église. Pendant le moment des «questions et réponses» qui a suivi, un homme s'est levé et a raconté calmement au groupe un événement troublant qui est arrivé dans le ministère d'un autre pasteur:

Quelques années plus tôt, un membre de l'assemblée de ce pasteur fut admis dans un centre de désintoxication, dans un hôpital de la région. Le pasteur était plutôt sceptique quant au concept même de «désintoxication», et peu après l'admission de cet homme à l'hôpital, il lui rendit visite. Des panneaux étaient affichés dans l'établissement, pour faire savoir qu'il était interdit de recevoir des visiteurs durant les dix premiers jours du programme. Cependant, le pasteur était sûr que cela ne s'appliquait pas à lui. Il vint trouver son paroissien dans sa chambre et commença immédiatement à lui faire un véritable «sermon» sur ses relations avec Dieu et sa responsabilité envers sa famille. Une infirmière qui passait par là entendit les propos du pasteur et essaya aussitôt de le convaincre de s'en aller. Finalement, elle réussit.

Alors que le pasteur prenait l'ascenseur pour rejoindre sa voiture, son paroissien alcoolique se plaignit d'avoir soif et envoya l'infirmière chercher un verre d'eau. Quand elle revint avec la boisson, la fenêtre de la chambre était brisée et l'homme était étendu mort près de la porte de la voiture du pasteur - sept étages plus bas. J'aurais aimé que mon ami pasteur ait pu savoir alors ce que je sais aujourd'hui au sujet de la dépendance.

Il est impossible de trop souligner l'importance de la formation des personnes qui participent à un programme de réhabilitation pour alcooliques. De gros dégâts sont provoqués par des aides bien intentionnés mais mal informés, et le plus tragique, c'est que la plupart de ces erreurs pourraient être évitées par une quantité minime d'études dirigées. Neuf heures de lecture et de films: c'est tout ce qu'il faut pour qu'une personne qui le désire apprenne à connaître les faits essentiels concernant la dépendance. Par ce modeste effort d'enseignement, le pasteur mentionné plus haut aurait connu une importante vérité, à savoir que la plupart des alcooliques connaissent en privé du remords et du désespoir, et le moyen le plus rapide de tuer un alcoolique, c'est de pousser à l'extrême son sentiment prononcé de culpabilité, sans lui offrir de plan spécifique et efficace de réhabilitation.

C'est pour les membres de la famille en particulier que l'enseignement joue un rôle critique, dans le processus de réhabilitation. Quand femmes, maris, enfants et parents se reconnaissent eux-mêmes et reconnaissent l'alcoolique dans un film ou dans des livres, leur réaction est presque toujours exprimée par un immense soulagement. Pour la première fois, ils comprennent qu'ils ne sont pas seuls dans leur étrange existence. Le comportement irrationnel qui les a terrifiés pendant des années peut être associé à un modèle universel et identifiable propre à la dépendance. Quand la famille réalise qu'il n'y a là rien d'irrémédiable, son soulagement devient un espoir prudent. Il naît du fait que des alcooliques aussi intraitables et hors d'atteinte, à première vue, que ceux avec lesquels ils vivent, ont abandonné la boisson de manière permanente.

Quand les membres de la famille sont informés des pénibles conséquences de la dépendance, ils acquièrent le détachement émotionnel nécessaire pour surmonter leur peur et leur assujettissement à l'alcoolique. A la fin, ils auront besoin de traiter en profondeur leurs propres blessures émotionnelles, mais parvenus à ce point du processus de réhabilitation, ils ont désespérément besoin de la vision et de l'éloignement apaisant qu'apporte l'enseignement. C'est cette objectivité qui leur permet de penser et de se conduire de manière suffisamment rationnelle pour aborder les autres étapes du programme de réhabilitation.

Les données que les membres de la famille acquièrent lors du programme d'enseignement sont des outils essentiels pour la confrontation future avec l'alcoolique. «Un simple appel émotionnel suffit rarement», disait le médecin dont le travail de pionnier est à l'origine de la fondation des Alcooliques Anonymes. «Le message qui peut intéresser et toucher ces gens doit avoir de la profondeur et un impact durable». J'ai constaté personnellement que l'efficacité des membres de la famille, dans le processus de confrontation, est fonction du sérieux avec lequel ils ont abordé leur besoin de formation.

TROISIEME ETAPE: Trouver un groupe de soutien

Linda Morgan, dont nous avons lu l'histoire au chapitre 9, se souvient très bien de sa première visite à un groupe Al-Anon. «A ce moment-là, cela faisait 13 ans que mon mari était alcoolique», se souvient-elle. «Mais si je me rendais aux réunions du groupe Al-Anon, c'était pour trouver le moyen d'empêcher mon mari de devenir comme l'un d'eux. Avant la réunion, je vérifiais toutes les voitures qui se trouvaient sur le parking, pour être certaine de ne trouver personne que je connaissais. Puis, je remontais le col de mon manteau et je me faufilais à l'intérieur par la porte de derrière. Je ne me serais pas sentie plus mal si j'étais allée dans une maison de prostitution.

«Dès l'instant où je suis entrée dans la salle, j'ai su que j'étais au mauvais endroit. Tout le monde riait et plaisantait, et personne n'avait de poche au-dessous des yeux ou des visages hagards. Les gens étaient si bien habillés et si sûrs d'eux que j'ai tout de suite compris qu'aucun d'entre eux n'avait vécu avec un grand buveur».

Bien qu'elle n'ait pas été impressionnée par cette première réunion, Linda a continué à fréquenter le groupe Al-Anon, à cause de l'insistance d'un de ses membres. Elle était gênée par la fumée et le langage parfois dur des participants, mais chaque semaine, elle trouvait là une source d'encouragement et de quoi lui procurer un peu d'estime de soi. Elle était étonnée de voir que d'autres personnes éprouvaient les mêmes sentiments qu'elle, et elle était capable de parler de son amertume et de ses sentiments chroniques de culpabilité.

«Ils ne réagissaient pas comme si c'était ma faute si John buvait», se souvient-elle, «et ils ne me faisaient pas sentir ma stupidité ou mon incompétence face à la situation dans laquelle je vivais. Au fils des semaines, j'ai repris confiance en moi. Puis un jour, j'ai découvert que je ne haïssais plus mon mari. Je le considérais plutôt comme un homme malade qui ne désirait pas être comme il était, et je savais qu'avec l'aide de Dieu et le soutien affectueux des amis d'Al-Anon, je trouverais la force et la sérénité nécessaires pour laisser mon mari expérimenter les conséquences de sa dépendance».

Al-Anon est une association mondiale dont l'action est tout à fait extraordinaire pour la famille et les amis des alcooliques. Il y a plus de 20.000 groupes Al-Anon dans le monde, y compris 2.500 groupes pour adolescents. Les membres se rencontrent chaque semaine pour «s'aider mutuellement à surmonter la frustration et le désespoir causés par le fait de vivre ou d'avoir vécu avec un alcoolique». Cette aide est apportée par le moyen d'un processus particulier, qui été mis à l'épreuve du temps, et qui permet de s'identifier avec d'autres personnes passant par des difficultés semblables, en suivant un certain nombre de principes spirituels appelés «les Douzes Etapes» (ces principes, qui sont aussi essentiels à la réhabilitation de l'alcoolique, sont discutés en détail au chapitre 18). Comme il en est dans tout mouvement d'entraide, certains groupes Al-Anon sont plus efficaces que d'autres, mais les membres de la famille et les amis qui participent régulièrement aux réunions y trouvent un puissant soutien moral et une aide pratique appréciable qui leur permettent de guérir de la maladie familiale qu'est la dépendance. La littérature disponible dans les groupes Al-Anon contribue également à l'instruction des futurs aides. Une partie de cette littérature est destinée à être laissée dans la maison à l'attention de l'alcoolique.

Au cours des années, j'ai pu constater que la participation aux groupes Al-Anon constitue un pas essentiel dans le processus de réhabilitation. Même si certaines personnes peuvent être découragées par l'épaisse fumée, le langage rude et les mystères du jargon employé par le groupe, aucun de ces obstacles n'est insurmontable. Je recommande à tous mes patients d'assister au moins à six rencontres des Al-Anon avant de décider que cette thérapie ne les concerne pas. Quand ils parviennent à ce point-là, la plupart d'entre eux trouvent que les bienfaits de ces réunions surpassent largement les quelques difficultés qu'ils peuvent rencontrer.

Pour terminer, un petit mot d'avertissement s'avère ici fort utile. L'alcoolique est bien entendu menacé par tout ce qui sape sa capacité à contrôler les gens qui l'entourent. Il fera donc n'importe quoi pour empêcher sa famille d'assister aux réunions des Al-Anon. Cependant, il ne faut pas lui permettre de réussir dans ses efforts. Les membres de la famille doivent assister aux réunions, en dépit de la résistance de l'alcoolique, et ils doivent répondre aux abus de langage de plus en plus véhéments de l'alcoolique avec autant de calme et de détachement que possible. Il faut informer l'alcoolique que les membres de sa famille assistent aux réunions des Al-Anon afin d'obtenir de l'aide pour eux-mêmes et pour en apprendre davantage sur la maladie qui empoisonne l'existence de toute sa famille.

QUATRIEME ETAPE: Laisser l'alcoolique subir les conséquences de sa dépendance

Presque tous les alcooliques s'imaginent qu'ils se contrôlent eux-mêmes et qu'ils contrôlent ce qu'ils boivent. Cette illusion est renforcée par les membres de leur famille, leurs amis, leurs employeurs et leurs employés qui couvrent continuellement les conséquences de leur alcoolisme. Ce genre de prise en charge, qu'il soit incité par la sympathie, la peur ou le besoin de dominer, est une réponse naturelle et universelle au chaos produit par la dépendance. Malheureusement, en limitant constamment la portée des crises causées par l'excès de boisson de l'alcoolique, la prise en charge protectrice perpétue le problème qu'elle avait l'intention de résoudre.

La possibilité d'expérimenter les résultats pénibles de la dépendance de l'alcool est un pas critique dans le processus de réhabilitation de l'alcoolique. Tant qu'il pourra boire et mener une vie à peu près normale, il boira. Si tout à coup, il se trouve obligé de payer ses propres amendes, de nettoyer lui-même ce qu'il a sali, de fournir lui-même des explications à son patron, de faire face à la banqueroute et, si necessaire, de purger une peine de prison, alors il commencera à saisir l'important message que lui transmet la réalité. Son illusion concernant le contrôle de lui-même sera mise à mal, et il apprendra soudain qu'il est désespérément malade et que sa vie se désintègre à une vitesse extraordinaire. Cette prise de conscience le rendront sensible aux efforts ultérieurs qui seront faits pour l'aider à trouver le remède et la libération de sa dépendance.

Pour la plupart des gens, particulièrement les membres de la famille, il n'est pas facile de briser de vieux modes de protection envers l'alcoolique. Rester à l'écart et ne rien entreprendre alors que l'alcoolique souffre réellement, c'est adopter un comportement diamétralement opposé à celui que l'on a adopté pendant des années. La pratique de «l'amour inflexible» requiert beaucoup de prière, de formation et de soutien. Et cela doit être fondé sur la claire compréhension du fait que l'alcoolique boira jusqu'à sa mort prématurée s'il ne reçoit pas d'aide dans sa situation difficile.

Voici quelques points clés qu'il convient de garder à l'esprit lorsqu'on laisse l'alcoolique prendre la responsabilité de ses propres actions:

- Ne proférez pas de vaines menaces. Si vous êtes émotionnellement incapable de franchir une étape particulière du processus de non-protection, donnez-vous le temps d'acquérir le courage nécessaire, par la prière et le soutien des amis d'Al-Anon. L'alcoolique a entendu de vaines menaces pendant des années et il est passé maître en l'art de détecter le manque d'assurance ou la tergiversation.
- Ne harcelez pas l'alcoolique. Ne vous laissez pas entraîner dans des débats ou des discussions sur son mode de vie. Evitez les discussions et les querelles. Plus vous démontrerez votre force et votre calme, plus l'alcoolique en sera troublé.
- Ne cachez pas les bouteilles, ne videz pas ou ne mesurez pas leur contenu.

Il est impossible de contrôler ce que boit l'alcoolique en rationnant ses «provisions», et en agissant ainsi, on ne fait que miner ses propres efforts pour se détacher émotionnellement de la situation.

- Soyez honnête et ouvert au sujet de vos propres actions. Si l'alcoolique s'enquiert du changement qui a lieu dans votre comportement, expliquez-lui que vous êtes mieux informé concernant sa maladie et que vous ne voulez plus lui apporter votre caution. Donnez-lui de la littérature des A.A ou des Al-Anon, et faites-lui savoir qu'il peut trouver de l'aide s'il choisit de la chercher. Assurez-vous que l'alcoolique comprend que bien que vous soyez profondément troublé par ses efforts en vue de sa propre destruction, vous devez assumer votre propre existence et que vous avez l'intention de la vivre au mieux.
- Ne craignez pas de perdre l'alcoolique. S'il menace de s'en aller, n'essayez pas de le retenir. S'il part plusieurs jours pour tester votre résolution, dites-vous bien qu'il est peu probable qu'il quitte définitivement la famille dont il dépend pour satisfaire ses besoins vitaux.
- Souvenez-vous que le monde est rempli de protecteurs. Ne soyez pas surpris si d'autres refusent de se joindre à vous dans vos efforts ou si l'alcoolique essaie de trouver de nouveaux soutiens parmi ses amis, ses voisins ou des pasteurs. Certains alcooliques doivent passer par une kyrielle de preneurs en charge avant de devoir se résoudre à admettre qu'ils sont impuissants face à l'alcool.

Quand les membres de la famille, les amis proches, les employeurs et les employés renoncent à leurs actes de protection, l'alcoolique prend soudain conscience qu'un vent nouveau souffle dans sa vie. Parfois, cette prise de conscience suffit à le pousser à chercher de l'aide. Il est cependant plus fréquent de devoir recourir à une confrontation de groupe ou une intervention particulière pour que l'alcoolique fasse le premier pas vers la réhabilitation.

CHAPITRE 15

La confrontation

C'était un dimanche. Vers la fin de la matinée, Paul Taylor se traîna hors de son lit en poussant un léger gémissement. Il avait mal à l'estomac, mal à la tête, et ses mains tremblaient. Il souhaita soudain ne pas avoir tant bu la veille au soir. Il se leva et partit à la recherche d'une bonne tasse de café.

Quand il arriva au rez-de-chaussée, il fut tout surpris de trouver sa femme et ses enfants, assis dans le salon, en compagnie du médecin de famille et du vice-président de la compagnie d'assurance où il travaillait comme représentant. Le médecin expliqua à Paul qu'ils désiraient lui parler de son problème de boisson, et il invita Paul à s'asseoir.

C'est la femme de Paul qui parla la première. Sa voix tremblait, c'était particulièrement notable. «Paul, mardi dernier nous sommes sortis dîner pour fêter notre anniversaire de mariage, et tu t'es enivré», dit-elle. «Tu as versé sur toi une bouteille de champagne et tu as fait une remarque sensuelle à une femme qui passait près de notre table. Quand le maître d'hôtel nous a demandé de partir, tu lui a envoyé un bon coup de poing puis tu as perdu connaissance et tu t'es étalé de tout ton long. C'est un aide-serveur qui m'a donné un coup de main pour te mettre dans la voiture.

«Pendant les vacances, cet été, tu t'es endormi en buvant et en fumant, et tu as mis le feu à notre bungalow. Nous avons dû débourser 2.000 dollars de dédommagement, et bien que nous soyons des clients habituels de ce camp depuis 14 ans, la direction nous a demandé de ne plus revenir».

Paul fixait sa femme de manière incrédule. Il ne pouvait imaginer pourquoi elle disait de telles choses devant son patron et son médecin, mais il était trop surpris pour répondre. «Il y a trois semaines», continua-t-elle, «tu es rentré ivre à la maison au milieu de la nuit, en criant et jurant. Tu as jeté par la fenêtre le service en porcelaine que ma mère nous avait offert, et les enfants et moi, nous nous sommes cachés dans une de leurs chambres.

Nous avions tellement peur de ce que tu pourrais faire que nous avons fermé la porte à clé».

Paul regarda sa femme d'un air furieux et secoua la tête, en proie à un grand étonnement. Il se tourna vers le vice-président de sa compagnie, qui se trouvait être son supérieur direct, et lui expliqua que sa femme était une personne nerveuse qui exagérait les problèmes et devenait souvent hystérique sans raison. «J'ai pu boire un petit peu trop, une fois ou l'autre», admit Paul avec une visible irritation, «mais ma femme est réellement malade. Peut-être a-t-elle besoin de voir un psychiatre. Vous ne pouvez imaginer ce que j'ai dû endurer pendant des années. J'aurais dû m'en aller il y a longtemps déjà. Maintenant, je pense que j'ai encaissé suffisamment d'injures».

«Papa», dit le fils aîné de Paul, avec hésitation, «quand j'étais petit, j'avais peur d'aller avec toi en voiture. Si tu avais bu, tu roulais aussi vite que tu le pouvais. Je pensais que nous allions nous tuer. Quand je te demandais de ralentir, tu te moquais de moi et tu me disais de me taire.

«Je jouais au football au collège, et j'avais toujours peur de la manière dont tu allais te conduire, quand tu venais me voir jouer. Une fois, - tu avais bu - tu es entré en courant sur le terrain et tu as essayé de frapper l'arbitre. Après, tu as crié des obscénités aux deux équipes. Si j'ai abandonné le foot pendant ma deuxième année, c'est parce que les autres joueurs se moquaient de toi - et de moi.

«Le mois dernier, j'ai amené ma fiancée à la maison pour lui présenter ma famille. Toi, tu étais assis dans ton fauteuil à bascule, en train de boire. Quand nous nous sommes retrouvés tous seuls, tu as dit que tu pourrais l'avoir n'importe quand, et qu'elle aimerait certainement un homme plus âgé».

Paul était furieux. «Tu mens!» cria-t-il à son fils. «Tu es un fauteur de troubles depuis le jour de ta naissance! Si je bois quelques verres de trop de temps à autre, ce ne sont pas tes affaires. Je ne me souviens pas de t'avoir vu ici avec ta fiancée. Je te conseille de t'en aller avant que je ne te jette dehors!»

Paul se leva brusquement et s'avança vers son fils, mais il fut intercepté par son patron, qui le persuada de se rasseoir. Paul fit un geste menaçant en direction de son fils, mais écouta les paroles de son employeur. «Tu es l'un de nos meilleurs représentants», dit avec chaleur le vice-président, «et cela, depuis de nombreuses années. Mais dernièrement, tu nous as fait perdre trois clients importants à cause de ta passion pour l'alcool. Nous désirons te garder dans la compagnie, mais aussi longtemps que tu boiras, nous ne pourrons pas nous permettre de t'avoir avec nous».

Quand le vice-président eut cité des exemples de comportement inapproprié de la part de Paul, ce dernier se calma et son visage se fit particulièrement sombre. Il s'enfonça dans son fauteuil et écouta, l'air impassible, son fils de 12 ans dire combien il était troublé par le fait que son père était incapable de suivre le fil de l'histoire, dans les feuilletons télévisés. «Tu ne peux même plus distinguer les personnages les uns des autres. Tu me demandes toujours de t'expliquer ce qui arrive mais quand je le fais, tu te fâches et tu dis que je ne sais pas parler convenablement. Tu dis que je suis bête».

La fille de Paul, âgée de 17 ans, prit ensuite la parole. Elle dit à son père combien elle l'aimait, et combien cela lui faisait mal de voir qu'il ne tenait pas ses promesses. «Pour mes seize ans, tu devais m'inviter à dîner, mais ce jour-là, tu es revenu ivre à la maison et tu as perdu connaissance. Je passe beaucoup de temps chez mon amie, depuis quelque temps, mais je ne l'amène plus à la maison. J'ai peur qu'elle ne te voie ivre, et je ne sais pas ce que tu serais capable de lui dire, dans de tels moments».

Le médecin de la famille parla en dernier. Il expliqua à Paul les conséquences que l'alcoolisme pouvait avoir sur sa santé, en commençant par les dommages éventuellement causés à son cerveau, pour passer ensuite à la gorge, au cœur, à l'estomac et au foie. «Ton hypertension fait de toi un candidat probable à la crise cardiaque», conclut-il. «Petit à petit, tu vas devenir impuissant pour le restant de tes jours, suite au rétrécissement de tes testicules. Si tu continues à boire de l'alcool, ton espérance de vie ne dépassera pas les cinq ans.»

Quand son médecin eut fini de parler, Paul leva les mains et regarda son patron avec impuissance. Il admit qu'il buvait un peu trop et qu'il était inquiet au sujet de sa santé. Depuis plusieurs mois, il songeait à délaisser complètement la boisson et maintenant, il avait décidé que c'était ce qu'il allait faire. «Je ne sais pas si tu as bien fait de dire ces choses devant tout le monde, mais au moins j'ai saisi le message. Je promets que j'ai pris mon dernier verre et vous ne me verrez plus jamais ivre.»

Le docteur rappela à Paul toutes les fois précédentes où il s'était promis à lui-même d'abandonner la boisson, et combien il était difficile de rester sobre ne serait-ce que quelques mois. Il expliqua que l'alcoolisme est une maladie qui ne répond pas à la seule volonté ou aux seules bonnes intentions. Il était fort improbable que Paul cesse de boire par lui-même. Mais il existait un centre régional de traitement qui pourrait lui apporter l'aide dont il avait besoin. Une chambre l'attendait et il pouvait y aller le lendemain pour un séjour de 30 jours.

Paul admit qu'il avait peut-être besoin d'aide mais qu'il était offusqué de la suggestion qu'on lui faisait de partir immédiatement. Il fit remarquer à son patron qu'il faudrait au moins un mois pour lui trouver un remplaçant à son travail. Le vice-président dit à Paul que son travail était couvert et qu'on ne s'attendait pas à le revoir au travail avant qu'il ait terminé le traitement. Cette nouvelle alarma Paul, qui s'éleva contre le fait qu'on le mettait sur la touche. Il ne se laisserait pas mettre dehors par qui que ce soit. Il allait réfléchir à la suggestion, et si cela semblait être une bonne idée, il irait lorsqu'il serait prêt.

Il y eut un moment de silence relativement inconfortable, puis le dernier des enfants, une mince et timide fillette de 4 ans, vint vers son père et mit sa main dans la sienne, en le suppliant: «Papa, c'est maintenant ou jamais». Paul regarda sa fille et éclata soudain en sanglots. Le lendemain matin, il était en route vers un centre de désintoxication.

Le changement soudain de Paul, aussi renversant puisse-t-il paraître, n'était pas un accident; c'était plutôt le résultat attendu d'une confrontation qui avait été minutieusement préparée et répétée selon des règles et des indications particulières. Cette confrontation ou intervention dirigée, est une méthode qui a été utilisée pour la première fois par l'Institut Johnson du Minnesota, et elle a interrompu avec succès la spirale descendante de la dépendance pour des milliers d'alcooliques et leurs familles.

La structure fondamentale de l'intervention suit un modèle simple. Les membres de la famille se rassemblent avec d'autres personnes qui comptent dans la vie de l'alcoolique (employeur, employés, médecin, pasteur, amis) pour mettre l'alcoolique «au pied du mur» en lui citant des exemples particuliers de comportement coupable. L'ambiance est empreinte à la fois d'amour et de fermeté, mais dénuée de tout esprit de jugement. Au fur et à mesure que les preuves s'accumulent, les mécanismes de défense de l'alcoolique cèdent et son mensonge est dévoilé. Il est obligé d'admettre qu'il a un sérieux problème, et pendant un bref instant, il s'ouvre à l'offre d'aide extérieure.

Bien que le modèle d'intervention soit simple, le fait de mener avec succès une confrontation exige une planification précise et l'aide de professionnels. J'ai un jour tenté une intervention hâtive à la demande d'une famille impatiente, et le résultat en a été désastreux. L'alcoolique était un ami intime, et avant même que l'intervention ne commence, il entra dans une fureur quasi incontrôlable. Ses menaces étaient si graves que j'ai dû être protégé par la police pendant plusieurs jours.

Ce sont les membres de la famille qui ont à souffrir le plus d'une intervention mal préparée. La bataille spirituelle qui se livre entre la lumière et les ténèbres, dans la vie de l'alcoolique, peut être particulièrement douloureuse et faire monter très haut la pression, ce qui est compréhensible, surtout lorsque les enfants disent des choses du genre: «Papa, quand j'ai amené ma fiancée à la maison pour vous la présenter, tu m'as dit que tu pouvais l'avoir n'importe quand». L'hostilité et la colère qui se manifestent chez l'alcoolique en de tels moments peuvent détruire la famille qui n'y est pas suffisamment préparée.

Il suffit d'une seule personne intéressée pour faire connaître la méthode d'intervention à une famille. Mais avant de tenter une telle confrontation, il est important de prêter une grande attention aux indications suivantes:

1. *Demander l'aide de professionnels.*

Toute équipe d'intervention a besoin du concours d'un conseiller professionnel ou d'un médecin, pour pouvoir surveiller sa préparation et diriger la confrontation avec l'alcoolique. Les membres de la famille et les amis sont trop impliqués, personnellement, avec l'alcoolique pour prendre eux-mêmes la direction des opérations; ils ont besoin d'une tierce personne qui puisse demeurer suffisamment détachée même si la situation devient explosive.

2. *Bien choisir les membres de l'équipe d'intervention.*

Les membres de l'équipe d'intervention sont sélectionnés sur la base de leurs relations intimes avec l'alcoolique et de leur désir de participer à une confrontation. Tous les membres de la famille n'approuveront pas l'intervention, mais avec un peu d'enseignement, un nombre surprenant offriront leur aide.

Les membres qui sont appelés à jouer les rôles les plus importants, au sein de l'équipe d'intervention, sont: le principal «protecteur» (il s'agit habituellement du conjoint ou des parents de l'alcoolique), l'employeur, et le médecin de l'alcoolique, s'il est bien informé de la dépendance de son patient. Quand cela est possible, il est bon de faire appel à un ancien alcoolique qui est en même temps un excellent ami, ou à une connaissance de l'alcoolique, qui aura toutes les chances de jouer un rôle efficace au sein de l'équipe. L'ancien alcoolique est passé par ce que l'alcoolique vit maintenant. Il est donc capable de communiquer avec lui à un niveau qui est hors de portée des autres.

Les autres membres de l'équipe d'intervention peuvent être les enfants de l'alcoolique, ou d'autres membres de sa famille, des amis proches ou des pasteurs. Il n'y a pas d'âge requis, et les jeunes enfants ne doivent pas être exclus de l'équipe, sous prétexte qu'ils sont trop jeunes. Il est plus que probable qu'ils sont douloureusement conscients de ce qui arrive dans leur famille et comme c'était le cas avec la petite fille de Paul Taylor, ils apportent souvent une contribution essentielle à l'intervention.

Les personnes qui doivent être exclues de l'équipe d'intervention sont: (a) celles dont l'état psychologique est trop fragile pour supporter la tension inhérente à une confrontation de ce genre; (b) celles qui seraient susceptibles de réprimander l'alcoolique ou de lui faire la morale; et (c) les membres de la famille qui sont trop en colère ou qui en veulent trop à l'alcoolique pour voir encore en lui un être humain malade qui a besoin d'aide. En même temps, il est important de se souvenir qu'il n'y a pas de membres parfaits dans une équipe d'intervention, et que des personnes apparemment effacées jouent souvent un rôle important. J'ai choisi un jour une jeune femme de 20 ans sur la base de sa maturité et de sa stabilité émotionnelle pour participer à une confrontation avec sa mère alcoolique. Durant l'intervention, la jeune femme se montra si bouleversée qu'elle pleura pendant toute la réunion et fut incapable de prononcer le moindre mot. La vue de sa fille si compétente et réagissant d'une manière aussi émotive fit une telle impression sur cette mère alcoolique qu'elle accepta de suivre un programme de désintoxication.

D'après mon expérience, je crois que le nombre idéal de participants dans une intervention est de 5 ou 6 personnes, y compris le conseiller professionnel. Il est possible de mener une intervention avec un tout petit nombre - deux personnes, par exemple - et, occasionnellement, avec un nombre beaucoup plus grand - allant jusqu'à 9 personnes.

3. *Choisir les données.*

Lors de la consultation avec un conseiller professionnel, chaque membre de l'équipe d'intervention sélectionne 3 ou 4 exemples de comportement inapproprié de la part de l'alcoolique. Ces exemples doivent être aussi détaillés, habituels et pittoresques que possible, et ils doivent être centrés sur des faits et des observations plutôt que sur des sentiments et des jugements. Par exemple, à une déclaration du genre «tu m'embrasses toujours en public, et j'en ai plus qu'assez!» il vaut mieux substituer une autre, du genre: «Le mois passé, lors de la fête chez les Johnson, tu as vomi sur leur nouveau tapis et voici la facture qu'ils nous ont envoyée pour le nettoyage». Rappelez-vous que le but de ces données n'est pas d'humilier l'alcoolique, mais de l'aider à comprendre sérieusement les conséquences de sa dépendance. Les remarques irritées et hostiles ne font que mettre en marche ses formidables mécanismes de défense, alors que des preuves qui sont apportées avec un intérêt plein d'affection lui donnent l'occasion de s'arrêter un instant pour s'interroger sur la véracité de l'information qu'il reçoit.

L'un des membres de l'équipe d'intervention (si possible le médecin) doit informer l'alcoolique des conséquences de sa dépendance pour sa santé. Mon approche personnelle consiste à commencer par le cerveau et à continuer avec le reste du corps, en dressant une liste complète des dommages physiques de l'alcoolisme. Lors d'une consultation privée dans le cabinet du médecin, l'alcoolique se voit normalement remettre cette liste comme un défi devant lui permettre de se prouver à lui-même qu'il est une exception à la règle. Au cours de l'intervention future, il digèrera ainsi plus facilement le sérieux de son déclin physique.

Un mot d'avertissement: le conseiller professionnel doit écouter attentivement l'histoire détaillée de l'alcoolique telle qu'elle lui est rapportée par les membres de sa famille. S'il détecte la présence de sérieux problèmes mentaux antérieurs à la dépendance, il est possible que cela est dû au fait que l'alcoolique utilise la boisson comme un médicament lui permettant de lutter contre une éventuelle schizophrénie ou des symptômes psychotiques particuliers. Dans de tels cas, l'intervention peut s'avérer dangereuse et il conviendra de ne pas l'entreprendre. L'alcoolique devra alors, si possible, être dirigé vers une institution psychiatrique compétente.

4. *Choisir le bon moment.*

L'intervention doit se dérouler à un moment de la journée ou l'alcoolique est sobre, ou tout au moins aussi sobre que possible. Si l'équipe d'intervention découvre que l'alcoolique est ivre à l'heure fixée pour la réunion, celle-ci doit être reportée. Dans mon expérience, j'ai découvert que le dimanche matin, survenant après un début de week-end souvent copieusement arrosé, a toujours été un moment particulièrement approprié pour une confrontation. Les réunions du soir, au contraire, sont porteuses de dangers et devraient si possible être évitées.

5. *Préparer l'intervention.*

Les membres de l'équipe d'intervention doivent se rencontrer au moins une fois, et de préférence deux fois, afin de répéter la confrontation. Au cours de ces rencontres, le conseiller professionnel jouera le rôle de l'alcoolique, et les membres de l'équipe apprendront à apporter leurs preuves avec détachement et sans esprit de jugement. «L'alcoolique» est généralement agressif et passé maître en l'art de la manipulation. Les membres de l'équipe ont ainsi l'occasion de commettre des erreurs et de pleurer ou de se mettre en colère. Si l'atmosphère de l'intervention elle-même doit être calme et retenue, les membres de l'équipe ont absolument besoin de ventiler leurs trop fortes émotions.

Sous l'œil attentif du conseiller, les membres de l'équipe apprennent à répondre ou non aux manifestations de colère et d'hostilité de l'alcoolique. Ils se préparent ainsi à ses attaques personnelles, à ses excuses, à l'entendre dire qu'il a été trahi, et à la possibilité qu'ils ont de se heurter à sa fausse complaisance (»tu as raison, je suis un alcoolique. Je suis désespéré» – ou, comme dans le cas de Paul Taylor, – «Peut-être ai-je un problème avec la boisson. D'accord, j'arrête de boire dès aujourd'hui!»). Quand les membres de l'équipe sont préparés à l'avance à la manipulation et aux techniques d'évasion utilisées par l'alcoolique, il est peu probable qu'ils se laissent surprendre et lui abandonnent le contrôle de l'intervention.

Ce sont les membres de la famille qui retirent le plus de bénéfice d'une session pratique de ce genre. Ils sont généralement terrifiés à l'idée de devoir participer à une telle confrontation et convaincus de l'échec inévitable de l'opération. Mais au fur et à mesure que progresse la répétition, ils prennent visiblement confiance et leur détermination augmente. Souvent, cela fait des années que les membres de la famille n'ont plus parlé ensemble de manière honnête et profonde, mais comme chaque membre commence à voir la confusion et le mal que les autres ont endurés, on assiste d'ordinaire à un renouveau d'amour et de solidarité familiale. L'embarras social de la famille et la capacité de l'alcoolique à «diviser pour régner» ont fait que très souvent les membres de la famille n'ont jamais eu l'occasion de partager entre eux des récits spécifiques concernant le comportement de l'alcoolique. En mettant en commun leurs preuves, ils découvrent que même le plus hésitant des participants finit par se convaincre que l'alcoolique est gravement malade et qu'il a besoin d'une aide immédiate.

CHAPITRE 16

L'heure de la décision

En dépit du sérieux avec lequel l'équipe d'intervention s'est préparée pour sa confrontation avec l'alcoolique, chaque intervention reste un voyage dans l'inconnu. Il est impossible de prévoir comment l'individu réagira. Ainsi, on voit des alcooliques qui paraissaient absolument intraitables approuver tout de suite ce que l'équipe d'intervention recommande, alors que d'autres, qui paraissaient plus faciles à persuader, offrent une résistance inattendue. La vérité est que chaque alcoolique a sa propre décision à prendre, et si l'équipe d'intervention peut apprendre à contrôler son propre comportement, elle ne peut contrôler celui de l'alcoolique.

En même temps, en participant à une telle confrontation, l'équipe d'intervention laisse entendre qu'il n'y a, pour elle, aucune possibilité de retour en arrière. Aucun de ses membres n'est disposé à supporter davantage la dépendance de l'alcoolique, et il doit choisir son avenir parmi un nombre limité d'options. Les membres de l'équipe d'intervention doivent connaître à l'avance ce que sont ces options, afin qu'à leur tour, ils puissent répondre de manière appropriée. En conséquence, chaque membre de l'équipe devrait se poser les questions suivantes:

QUESTION 1: Que faire si l'alcoolique accepte l'aide?

Il est des faits, à propos de l'intervention à succès qui, à première vue, peuvent sembler renversantes et tout à fait inexplicables. Un alcoolique qui jusque-là était complètement dépendant de son vice – avec toutes les conséquences dévastatrices que cela implique – admet soudain qu'il a un problème et accepte aussitôt l'offre d'aide qu'on lui présente. Ce revirement est tellement inattendu que les membres de la famille ont souvent du mal à croire ce qu'ils entendent.

Le secret du revirement soudain de l'alcoolique est son propre tourment intérieur. S'il fait tout pour paraître confiant et indépendant, il est parfaitement conscient du fait que sa position est intenable: il ne peut pas vivre sans alcool, et il ne peut vivre avec. Il est terrifié par la vie même qu'il mène, mais il est tout aussi terrifié par la perspective de perdre sa provision d'alcool. Son anxiété croissante est aggravée par la conscience qu'il a de ne pas pouvoir prendre soin de lui-même quand il boit, et par la peur de perdre les gens qui le soutiennent dans sa dépendance. Pour vaincre ces tensions qui montent en lui, il ingurgite un produit toxique qui engendre lui-même l'anxiété qu'il devait soulager.

Quand les membres de l'équipe d'intervention sont capables de comprendre l'alcoolique mieux qu'il ne se comprend lui-même, ils sont également capables de voir au-delà de son hostilité et de ses techniques de manipulation, le désespoir de son cœur. Au lieu d'être gouvernés par leur propre insécurité, ils peuvent répondre à l'alcoolique avec un intérêt plein d'affection et lui offrir leur aide. Cette offre apparaît souvent comme une première lueur d'espoir pour l'alcoolique désespéré, et il est probable qu'il réagira ensuite d'une manière positive.

Pour l'essentiel, trois options sont offertes à l'alcoolique lorsqu'il accepte d'être aidé pour vaincre sa dépendance, et l'équipe d'intervention a besoin de déterminer à l'avance celles que ses membres vont proposer à la réflexion de l'alcoolique. Ces options sont:

1. Un séjour d'un mois dans un centre de réhabilitation pour alcooliques.
2. Un programme de consultations dans un centre local de traitement de l'alcoolisme.
3. Un programme de 90 réunions en 90 jours avec les A.A.

Les membres de l'équipe doivent choisir l'option prioritaire sur la base des besoins individuels de l'alcoolique, des programmes de traitement disponibles et des ressources financières. Les alcooliques qui vivent dans la dépendance depuis des années, et dont le comportement nuit particulièrement à leur famille devraient plutôt prendre l'option 1 ou 2. Les alcooliques qui vivent moins dans le mensonge et qui ont une forte motivation personnelle peuvent très bien s'en sortir avec l'option 3. Ces trois options sont traitées plus en détail au chapitre 18.

Si l'on opte pour un traitement dans un centre de réhabilitation, il conviendra de réserver une place pour l'alcoolique avant l'intervention, de préférence pour le jour même, ou le jour suivant. Moins l'alcoolique aura le temps de revenir sur sa décision, mieux ce sera. De plus, dans le cas contraire, les membres de l'équipe devront résister à ses efforts pour négocier une admission au centre, une semaine ou un mois plus tard. Les objections que l'alcoolique pourra faire à son admission immédiate doivent également être anticipées, et il ne faut pas non plus oublier de prendre toutes les précautions nécessaires au niveau de son emploi et de ses autres engagements.

QUESTION 2: Que faire si l'alcoolique refuse toute aide, mais promet d'abandonner la boisson de lui-même?

Souvent, les interventions se terminent sur le refus de l'alcoolique de toute aide extérieure, tout en promettant qu'il cessera de boire par ses propres moyens. Si après des efforts raisonnables pour le persuader du contraire, il s'avère qu'il persiste dans son refus, l'équipe d'intervention devra prendre les dispositions suivantes:

1. *Eviter d'attaquer l'alcoolique sur son refus de demander une aide extérieure* et se montrer reconnaissant pour toute concession qu'il voudra bien faire. La capacité des alcooliques à vivre dans le mensonge est si importante que, dans des conditions normales, peu d'entre eux acceptent quoi que ce soit, et le seul fait de reconnaître devant les autres que l'on a un problème d'alcoolisme, accompagné du désir de s'en sortir, peut être considéré comme un premier pas important.

2. *Demander à l'alcoolique d'établir un contrat verbal ou écrit avec l'équipe d'intervention.* Par ce contrat, l'équipe accepte de laisser l'alcoolique essayer d'abandonner de lui-même son vice, et l'alcoolique accepte de chercher une aide extérieure immédiatement s'il se remet à boire.

Bien que l'alcoolique croie sincèrement que «cette fois, ce sera différent», il est très rare qu'il s'arrête de boire de lui-même. Normalement, il ne faut pas attendre longtemps pour qu'il fasse un faux pas important et viole clairement son contrat. L'alcoolique passe alors par une période particulièrement pénible appelée le «syndrome de manque». Son désir constant de boire le pousse à dépenser une telle énergie pour ne pas boire qu'il n'est capable de penser à rien d'autre qu'à l'alcool qu'il a abandonné. L'alcool demeurant le centre de sa vie, le comportement de dépendance de l'alcoolique demeure inchangé, quand il ne devient pas plus susceptible et irritable que jamais. Il est impossible qu'un alcoolique reste dans cet état indéfiniment. Dans la plupart des cas, la pression provoquée par son désir vient s'ajouter aux pressions qu'il connaît à la maison et sur son lieu de travail pour le pousser à prendre «juste encore un verre.»

3. Avant la fin de l'intervention, *trouver un moyen de faire savoir à l'alcoolique qu'il est aimé,* et que les membres de l'équipe sympathisent

avec lui dans sa lutte contre la dépendance. Gardez les portes de la communication grand ouvertes, et évitez de laisser entendre que l'alcoolique a échoué ou que désormais, il est rejeté par sa famille ou ses amis.

QUESTION 3: Que faire si l'intervention échoue?

Il arrive qu'un alcoolique quitte l'intervention avant la fin, en plein emportement, ou refuse tout simplement de se conformer d'une manière quelconque aux exigences de l'équipe d'intervention. Dans de tels cas, l'équipe d'intervention devrait garder à l'esprit les points suivants:

1. *Si possible, tenter une deuxième intervention.* Parfois, après l'échec d'une première intervention, une seconde réussit.
2. *Ne pas sous-estimer le pouvoir du temps et la propre anxiété de l'alcoolique.* Si l'alcoolique semble s'endurcir et rester hors d'atteinte pendant la durée de l'intervention, il est plus que probable qu'il entend et digère une somme troublante d'informations. L'un de mes patients, un jeune homme âgé de 18 ans, resta assis pendant toute l'intervention - un réveillon de Nouvel An - dans un silence absolu, l'air renfrogné. Puis il sortit boire à l'instant même où nous terminions de parler. «Ce fut la pire nuit de ma vie», se souvient -il. «Pour la première fois depuis que j'étais devenu alcoolique, je savais au plus profond de moi que ce que je faisais était mal. J'ai bu encore plus que d'habitude, essayant d'annihiler la douleur que je ressentais, mais elle ne disparaissait pas. Après deux jours d'ivresse, je suis parti suivre un traitement.»
3. *Avant l'intervention, réfléchir aux réponses à donner en cas de refus de l'alcoolique d'accepter de l'aide.* Le mari ou la femme projette-t-il de rester avec l'alcoolique? Les enfants ont-ils l'intention de continuer à vivre à la maison? L'employeur pense-t-il renvoyer l'alcoolique? Les options diverses que peuvent choisir les familles sont discutées en profondeur au chapitre 22, mais il est particulièrement important pour les employeurs de savoir qu'ils ne font pas une faveur à l'alcoolique en le gardant au travail. La simple présence de l'employeur dans une intervention est un puissant stimulant qui peut décider l'alcoolique à entreprendre un traitement. Si l'alcoolique prend conscience du fait que le rejet de l'aide proposée signifie à coup sûr la perte de son travail, il est fort probable qu'il reconsidèrera son refus.
4. *Se souvenir que même si l'alcoolique n'abandonne jamais la boisson, une intervention est presque toujours un temps de guérison et de réconciliation pour les membres de la famille.* L'une des plus tristes et des plus difficiles confrontations à laquelle j'ai eu l'occasion de participer

a eu lieu avec quatre adolescents dont les parents étaient tous deux alcooliques. Leur père était tout près d'accepter de l'aide pour sortir de sa condition, mais à la dernière minute, il s'est laissé intimider par les menaces de sa femme. Un oncle riche, qui aidait le couple financièrement et qui participait à l'intervention, rejeta la demande des enfants de cesser d'envoyer de l'argent à leur père. L'intervention prit fin avec notre mise à la porte de la maison. Quand nous sommes partis, les enfants étaient en larmes, et leur mère nous a suivis sur le chemin, nous menaçant de représailles. Les deux parents ont continué à boire et moins de deux ans plus tard, tous deux sont morts de maladies liées à l'alcool.

La valeur de cette intervention douloureuse et apparemment manquée a été inestimable. Durant la cession pratique, deux des enfants ont découvert qu'ils étaient eux-mêmes intoxiqués - l'un à la cocaïne, l'autre à l'alcool. Tous deux ont suivi un traitement, et aujourd'hui les quatre enfants sont libres de toute dépendance et intimement liés les uns aux autres. Les grands-parents, qui n'étaient pas au courant de leur tragique situation familiale, sont alors intervenus et ont apporté à leurs petits-enfants l'amour et la direction que les parents ne pouvaient leur procurer. Peu après l'intervention, le fils aîné est venu me voir à mon bureau et m'a parlé du mélange de tristesse et de soulagement qu'il ressentait maintenant qu'il avait fait tout ce qui était possible pour ses parents. «Je sais qu'ils ne cesseront probablement jamais de boire», m'a-t-il dit. «Je ne suis pas heureux de la décision qu'ils ont prise, mais j'ai l'impression qu'un fardeau est tombé de mes épaules. L'alcoolisme de mes parents n'a plus le pouvoir de me détruire. J'ai fait ma part, et maintenant je suis libre de m'occuper de ma propre vie».

QUESTION 4: Que faire quand il s'avère impossible de former un groupe d'intervention?

De temps à autre, on rencontre des circonstances qui rendent impossible la formation d'un groupe d'intervention. Dans de telles situations, il est important d'agir avec souplesse et créativité. L'une de mes interventions les plus satisfaisantes a consisté à donner à une amie alcoolique un livre sur la dépendance. Elle a lu le livre, m'a appelé au téléphone pour me demander le nom d'un centre de traitement, a fait ses valises, et est partie suivre le programme. Aujourd'hui, huit ans plus tard, elle est toujours sobre. En une autre occasion, juste avant une intervention que nous avions planifiée, une femme me téléphona pour dire que son mari menaçait de me faire du mal si je me présentais chez eux. L'intervention fut annulée, mais le mari téléphona le jour suivant et me demanda, l'air irrité, pourquoi sa femme venait me voir. Je lui ai expliqué que sa dépendance était un sujet de préoccupation pour son épouse et qu'il lui était possible d'obtenir de l'aide, si cela l'intéressait. L'homme accepta de suivre un programme de traitement, après Noël, et à ma grande surprise, il tint sa promesse.

Aucun de ces exemples n'est donné comme un modèle à suivre, mais ils illustrent le fait que les interventions ne doivent pas nécessairement être «idéales» pour réussir. Parfois, à un moment où l'on ne s'y attend pas, le refus de l'alcoolique cesse soudain et il accepte enfin de s'engager dans le processus de réhabilitation, il manifeste sa volonté d'accepter de l'aide extérieure.

CHAPITRE 17

Quelques mots d'avertissement

Quand des circonstances pénibles ou une intervention planifiée contraignent l'alcoolique à chercher le moyen de sortir de sa dépendance, il se trouve confronté, en même temps que les membres de sa famille, à d'importantes questions: où peut-on apprendre à cesser de boire? quel genre d'aide faut-il rechercher?

Pour de nombreux chrétiens, la réponse paraît évidente. Ils sont toujours sceptiques quand on leur parle des programmes qui sont organisés pour venir à bout de la dépendance et convaincus que les alcooliques trouvent la délivrance de l'alcool uniquement à travers la repentance et la conversion. En voyageant dans de nombreuses églises, j'entends souvent les gens dire:»Si seulement il était en règle avec le Seigneur, il n'aurait pas besoin d'alcool ou de drogue». Ce qui sous-entend que la dépendance est un problème strictement spirituel, et que les alcooliques et les toxicomanes qui se donnent à Dieu et assistent ensuite régulièrement aux réunions de l'église et aux études bibliques sont «automatiquement» délivrés de leur problème. Je m'identifie pleinement avec ce point de vue car il a été pendant un temps le mien, et je sais qu'il jaillit souvent d'un intérêt véritable et d'une compassion profonde pour les personnes intoxiquées. En même temps, j'ai appris par de pénibles expériences que la recherche d'une solution soi-disant chrétienne au problème de la dépendance fait habituellement plus de mal que de bien. Il est même triste de dire que dans un certain nombre de cas, elle empêche les alcooliques d'obtenir l'aide dont ils ont besoin.

Quand j'ai commencé à pratiquer la médecine, j'ai essayé d'éviter à tout prix les patients alcooliques. Des centaines de rencontres désagréables m'avaient appris que la dépendance était un problème apparemment sans espoir. Je préférais donc ne pas perdre mon temps avec des «ivrognes». Les alcooliques que je ne pouvais éviter - ceux qui présentaient des symptômes physiques aigus tels que la cirrhose ou les ulcères saignants - je les faisais entrer d'urgence à l'hôpital pour un traitement de base. Ils étaient désintoxiqués à l'aide de drogues, traités pour leurs problèmes physiques les plus graves, puis renvoyés dans un monde saturé d'alcool en attendant leur prochaine crise.

Mon seul succès, pendant cette période, fut de me débarrasser d'un patient alcoolique qui m'exaspérait depuis des années. Henry était un vieux camarade de classe, et plus il buvait, plus il abusait de notre amitié. Il me demandait constamment de lui donner des comprimés pour ses maux de tête ou de le faire admettre à l'hôpital pour des maladies imaginaires. Il me téléphonait à n'importe quelle heure du jour et me parlait constamment de son manque de chance et des occasions de trouver du travail qu'il avait perdues. A la fin, j'en ai eu assez. Quand Henry m'a appelé un après-midi, en menaçant de sauter du nouveau Pont du Souvenir, à Nashville, si je ne renouvelais pas sa prescription de valium, je lui ai dit de faire comme bon lui semblait. J'ai même ajouté qu'il était une véritable épine dans mon dos et que s'il me faisait connaître le moment de son départ, j'inviterais nos amis communs. J'ai raccroché sans le moindre soupçon de mauvaise conscience. Il y avait beaucoup de malades dans le monde qui désiraient de l'aide. Mon temps était trop précieux pour que je le gaspille avec de tels patients, même s'il s'agissait d'amis personnels qui essayaient de se détruire eux-mêmes. Il est heureux qu'Henry n'ait pas suivi mon conseil irréfléchi. Il a trouvé plus tard de l'aide auprès des Alcooliques Anonymes.

Au début des années 70, je suis passé, dans ma vie spirituelle, par une révolution qui a affecté profondément mon attitude envers les alcooliques. Comme la plupart des gens qui sont originaires du sud des Etats-Unis et sont issus de la haute bourgeoisie, j'ai grandi dans un monde fait d'écoles privées, de classes de danse et de réunions d'église, toutes orientées vers la réussite. A l'exception des mois qui ont suivi la mort de mon père - qui a été frappé par la foudre alors que j'avais 18 ans - j'avais maintenu une relation distante mais cordiale avec Dieu. Je l'invoquais lorsque j'étais en difficulté et quand tout allait bien, je me fiais à mes propres capacités et à mes réalisations professionnelles.

Au bout de quelques années, cet optimisme et cette confiance en moi ont commencé à s'effriter. Les responsabilités que j'assumais en tant que membre du corps enseignant de l'Ecole de Médecine Vanderbilt augmentaient, et ma clientèle personnelle s'accroissait rapidement. Je voyais un flot constant de patients dont les maladies ne répondaient pas aux normes de la médecine conventionnelle. Ces patients, dont beaucoup avaient consulté déjà plusieurs spécialistes, venaient au Centre médical Vanderbilt dans un dernier espoir de trouver un diagnostic précis ou un traitement efficace. Leurs besoins étaient énormes et dépassaient largement ce qu'un médecin quelconque pouvait leur apporter.

Les réalités absolues du désespoir humain commencèrent à s'imposer à ma propre incapacité spirituelle. Je devais répondre à l'attente de mes patients, mais j'avais besoin, pour cela, de posséder moi-même ce que je pourrais ensuite leur apporter. J'ai commencé alors à prier pour acquérir une relation plus profonde et plus intime avec Dieu, et en leur temps, ces prières ont été exaucées. Avec l'aide d'un patient perspicace et d'un ministère laïque de renouveau au sein de l'église, je suis entré dans une nouvelle relation, plus personnelle, avec Dieu. J'ai abandonné mon ego de «docteur en médecine» à Jesus et j'ai eu la joie d'être rempli de son Esprit.

Après cette profonde expérience de conversion, j'avais hâte d'aider mes patients alcooliques et de les conduire dans une relation personnelle avec Dieu. Je ressentais un profond sentiment d'identification avec ces gens dont la vie était hors de contrôle, et je savais que si le Seigneur pouvait me délivrer des chaînes de l'orgueil et de l'arrogance, Il pouvait aussi sauver les alcooliques de leur esclavage. Pour aider mes patients intoxiqués à remettre leur vie à Dieu, j'ai passé alors beaucoup de temps à partager avec eux mon expérience spirituelle et à rédiger des ordonnances pour des passages bien choisis de la «Parole Vivante». Je donnais même des copies du chant «Il tient le monde dans Ses Mains».

Pendant cette période, j'ai reçu dans mon cabinet un nombre important de patients - parmi lesquels trois médecins - qui étaient brillants, talentueux, et alcooliques. En dépit de mes bonnes intentions et de l'intérêt authentique que je portais à la vie spirituelle de ces patients, je n'ai jamais réussi à guérir ni même à contrôler un seul problème de boisson. C'était comme si mes remèdes simplistes réduisaient l'alcoolisme à un simple spectacle. Un diagnostic dans une main et une Bible dans l'autre, je ne pouvais que rester là à regarder mes patients s'épuiser, dans un dernier baroud d'honneur, à rechercher «juste encore un verre».

L'un de ces patients était un ami proche. Jerry était l'homme le plus tenace et le plus volontaire que j'aie jamais rencontré, et notre amitié remontait à de nombreuses années. Je savais que Jerry était un gros buveur, mais quand sa famille, embarrassée, l'amena à mon bureau, j'eus du mal à croire les conclusions de mon propre examen. Le foie de Jerry fonctionnait à peine, son pancréas était très enflammé et sa tension artérielle dangereusemnt élevée. Jerry passa une semaine dans un service de désintoxication, puis, en présence de sa femme et de ses enfants, je l'avertis que s'il n'arrêtait pas immédiatement de boire, il n'en avait plus que pour quelques mois à vivre. Jerry était visiblement secoué par mon diagnostic et il promit de ne plus jamais toucher à la bouteille. Sa femme et ses enfants promirent de faire tout ce qui était en leur pouvoir pour soutenir sa décision, et quand ils quittèrent mon bureau, j'étais convaincu qu'il était sur le chemin d'une nouvelle vie.

La forte volonté de vivre de Jerry, sa détermination à cesser de boire, le constant amour et l'attention de sa famille s'avérèrent inutiles. En dépit de mes prières, de mes ordonnances de la Parole Vivante, de mes menaces et de mes supplications, Jerry ne réussit jamais à s'arrêter de boire. Pendant plus d'un an, je contemplai, avec une indicible douleur, cet homme remarquable boire involontairement jusqu'à la mort. Ce fut l'une des expériences les plus angoissantes de ma carrière médicale. Plus jamais, je ne considérerai l'alcoolisme comme étant une maladie affectant des personnes à faible volonté.

Au milieu de mon impuissance et de ma perplexité, j'ai eu alors l'occasion d'assister à un atelier d'une semaine dans un Centre de réhabilitation des alcooliques, dans le Minnesota. Mon scepticisme initial - que pouvais-je apprendre de plus, que je n'avais pas déjà rencontré à la faculté de médecine? - s'est alors transformé lentement en étonnement, à la vue des conseillers habiles qui conduisaient des dizaines d'alcooliques dans une honnête confrontation avec leur dépendance. Beaucoup de ces conseillers étaient eux-mêmes d'anciens alcooliques qui avaient été sobres pendant 10, 20 ou même 30 ans. La clé de leur sobriété résidait en un programme en douze étapes, qui existait déjà avant la Seconde Guerre mondiale. Maintenant, dans chaque ville importante et dans la plupart des petites villes des Etats-Unis, des centres de traitement ou des groupes d'entraide fonctionnaient avec succès, avec des programmes fondés sur ces douze étapes.

Il est difficile d'expliquer l'étonnement et le regret avec lesquels j'ai digéré cette information. J'étais un professeur de médecine exerçant dans une grande faculté, enseignant à des étudiants la science médicale la plus moderne et soignant à contrecœur de nombreux alcooliques. A ma connaissance, tous ces patients buvaient jusqu'à leur mort, et ni mes collègues médecins ni moi ne connaissions d'alternative valable ou médicalement saine. En tant que disciple de Jésus-Christ et fervent croyant en la puissance du Saint-Esprit, j'avais essayé de combler ce vide en amenant mes patients alcooliques à la conversion, mais même ceux d'entre eux qui avaient reconnu leur besoin spirituel s'étaient révélés incapables d'abandonner la boisson.

Maintenant, après 20 ans de pratique médicale, j'apprenais que la délivrance de l'alcoolisme exigeait un traitement spécifique et que plus d'un million d'hommes, de femmes et d'adolescents dans le monde entier, étaient libérés de leur dépendance en suivant un tel programme. J'étais abasourdi! C'était comme si, pendant des années, j'avais traité sans succès des patients diabétiques, par le moyen de la prière et de la psychothérapie, pour découvrir ensuite que des milliers de diabétiques se portaient très bien en contrôlant leur consommation de sucre et en utilisant l'insuline. Mon réveil a été particulièrement dur.

Aujourd'hui, après m'être occupé de centaines d'alcooliques, je suis plus convaincu que jamais que l'alcoolisme est une affection traitable. Mon engagement professionnel envers les alcooliques et leurs familles est devenu l'un des aspects les plus encourageants et les plus stimulants de ma pratique médicale, et même si les rechutes sont inévitables, la joie de participer au rétablissement d'un alcoolique surpasse de loin toutes les déceptions que je peux rencontrer.

Avant d'examiner en détail les possibilités de traitement accessibles aux alcooliques, il est nécessaire de clarifier plusieurs points importants, concernant le processus du traitement.

1. ***Aucun alcoolique ne doit être laissé seul pendant la période d'abstinence physique***. L'alcool est une drogue sédative et son utilisation régulière mène à une dépendance de nature physique. Cette dépendance est une conséquence de la dépression permanente de l'activité normale du système nerveux central et de ce qu'il fait pour s'adapter à la présence constante de l'alcool. Quand l'alcool est subitement absent, le système nerveux central retourne brusquement à une certaine forme d'hyperactivité. L'alcoolique ressent alors les symptômes de manque, lesquels s'étendent et s'aggravent, pour passer de l'irritabilité et de la nervosité aux attaques et au delirium tremens. Le symptôme de manque le plus courant est le tremblement, qui sous-entend une tension artérielle plus élevée qu'à l'ordinaire, une sueur plus abondante, des battements de cœur plus rapides et de l'insomnie. Les symptômes de manque durent normalement deux à trois jours, mais ils peuvent persister et aller jusqu'à deux à trois semaines.

Si certains alcooliques n'ont que peu ou pas de difficultés pendant cette période d'abstinence, la plupart d'entre eux connaissent des problèmes physiques divers. La gravité de leurs symptômes est généralement proportionnelle à la quantité d'alcool ingurgitée et au nombre d'années de dépendance. Il convient cependant de remarquer qu'il arrive que des buveurs «récents» connaissent des complications graves qui peuvent menacer leur vie. Le taux de décès par manque d'alcool, sans assistance, est plus élevé que dans le cas de la privation d'héroïne. Aucun alcoolique ne devrait être laissé seul, c'est-à-dire sans assistance médicale, pendant cette période. L'hospitalisation est requise pour la plupart des alcooliques de longue date et pour tout buveur qui montre des signes précurseurs de delirium tremens. Le delirium tremens s'accompagne d'une des souffrances mentales et physiques les plus intenses que l'homme puisse connaître. A ce stade de l'abstinence, l'augmentation de la confusion, l'anxiété et les hallucinations terrifiantes accélèrent les pulsations, et produisent de la fièvre, de l'hypertension, des tremblements incontrôlables, une sueur abondante, et de sérieux problèmes respiratoires et infectieux. Quinze à vingt pour cent des alcooliques qui souffrent de delirium tremens meurent. Il n'existe aucune raison de refuser de calmer médicalement un alcoolique qui se dirige tout droit vers cet état fatal.

Les membres des Alcooliques Anonymes sont souvent disponibles au point de rester près d'un alcoolique pendant sa période d'abstinence, et l'on peut obtenir de l'aide en appelant un centre local des A.A. Que l'abstinence ait lieu dans un centre de traitement, un hôpital ou à la maison - ce qui est rare - l'alcoolique a besoin d'une sécurité constante et d'un soutien affectueux si l'on veut voir son anxiété et sa peur diminuer. Dans un tel cas, il convient également de faire un effort particulier pour lui expliquer la nature de ses symptômes, et le but de toutes les procédures médicales nécessaires.

2. *On ne connaît pas de traitement permettant de vaincre la dépendance de l'alcool.* Comme le diabète, l'alcoolisme est une maladie chronique progressive qui peut être contrôlée ou arrêtée mais rarement guérie. Alors que l'on pense qu'un petit pourcentage d'alcooliques redeviennent des consommateurs occasionnels après avoir développé une dépendance, la grande majorité des alcooliques ne feront, pour le restant de leur vie, que contrôler leur désir d'alcool en éviter de boire.

Le caractère incurable de la dépendance de l'alcool constitue une pierre d'achoppement pour certains chrétiens. «Je fréquente des cercles du Plein Evangile et je crois dans la guérison parce que j'ai vu Dieu guérir», dit un ami alcoolique. «Mais quand je dis à mes amis que je suis un alcoolique qui se *rétablit*, ils me disent que c'est une «mauvaise confession» et ils essaient alors de me convaincre que je ne suis pas rétabli, mais *guéri*. Je suis parfois tenté de les croire et je prends un petit verre de vin. Après tout, les autres chrétiens boivent, à l'occasion. Pourquoi pas moi? C'est alors que je me rappelle que je *suis* un alcoolique. Dieu m'a guéri de mon attirance pour l'alcool, mais toute ma vie je serai à un verre de distance de l'alcoolisme. Ces amis ont de bonnes intentions, mais sans le savoir, ils constituent l'une des plus grandes menaces pour ma sobriété.»

3. ***Les guérisons instantanées sont rares.*** Il est certain que certaines personnes sont miraculeusement et instantanément délivrées de leur besoin physique d'alcool. Il s'agit là d'expériences que nous aimerions voir arriver plus souvent. Cependant, la vérité est que la guérison instantanée de la dépendance n'est pas plus courante que la guérison instantanée du cancer, des maladies cardiaques, ou du diabète. Dieu peut guérir toutes nos maladies immédiatement, mais de telles guérisons sont son affaire, et en tant que médecin, j'ai appris que personne ne peut prévoir quand elles se manifesteront, et si elles se manifesteront.

La possibilité tout à fait réelle que Dieu intervienne directement pour délivrer l'alcoolique n'empêche pas le médecin d'être l'instrument de la grâce de Dieu auprès des personnes malades et par le moyen des médicaments ou autres formes de thérapie. *Cela n'ôte pas non plus au patient la responsabilité qu'il a de participer à son propre rétablissement.* Le diabétique qui espère en sa guérison est responsable de son régime et, si cela est nécessaire, de sa prise d'insuline. L'alcoolique, les membres de sa famille et ses amis ont la responsabilité d'utiliser les outils et les principes qui ont délivré des milliers d'alcooliques, dans le monde entier, de l'esclavage de la dépendance. Encourager un alcoolique à s'attendre à une guérison instantanée alors qu'un programme de réhabilitation qui a fait ses preuves est disponible, est une forme dangereuse de prise en charge qui empêche souvent les alcooliques de chercher l'aide efficace dont ils ont besoin.

Dans mon expérience, il est souvent arrivé que «la guérison instantanée» tienne pendant quelques semaines ou quelques mois, avant que les rouages ne recommencent à s'enrayer. Le fait même que le désir physique de l'alcoolique rétabli ne revienne jamais - ce qui est très improbable - ne l'empêche pas d'être exposé à une foule de difficultés. L'alcoolisme est une maladie de l'être entier, et l'alcoolique et sa famille doivent affronter de sérieux problèmes émotionnels, spirituels et relationnels, qui sont liés à la dépendance. Aucun de ces problèmes ne disparaîtra en une seule nuit, et nous rendons un mauvais service à l'alcoolique et à sa famille lorsque nous les égarons avec une compréhension superficielle de l'Evangile. Sans information adéquate, ils manquent de préparation et ne peuvent estimer de manière réaliste leurs propres faiblesses. De plus, ils risquent d'être pris au dépourvu par les problèmes persistants. A ce stade, même les alcooliques qui ont été miraculeusement délivrés de leur désir physique cèdent souvent au découragement et retournent à la bouteille pour être consolés.

4. ***Le rétablissement de l'alcoolique est habituellement lié à sa capacité de considérer sa dépendance comme étant une maladie.*** L'objection la plus courante à la forme de maladie qu'est la dépendance est que les alcooliques peuvent l'utiliser comme un moyen d'esquiver la responsabilité de leur ivrognerie. Dans mon expérience, j'ai appris que cette critique est presque entièrement hypothétique; je n'ai jamais connu d'alcoolique qui excusait son ivrognerie en en rejetant le blâme sur la maladie qu'est l'alcoolisme. En fait, j'ai vérifié plutôt le contraire. Les alcooliques sont habituellement les derniers à admettre qu'ils sont malades, et ce n'est que lorsqu'ils acceptent enfin ce concept, qu'ils sont en mesure de faire des pas décisifs vers leur rétablissement. «Vous ne pouvez imaginer le soulagement que j'ai éprouvé quand j'ai appris que je souffrais d'une maladie qui affligeait des millions de personnes», m'a dit un alcoolique rétabli. «C'était comme si l'on m'avait ôté un poids des épaules. Je n'étais plus seul. Je n'étais plus paralysé par la culpabilité, et pour la première fois, depuis des années, je pouvais penser à l'avenir. Je pouvais penser aux démarches que je devais entreprendre pour m'engager sur le chemin du rétablissement». Pour la majorité des alcooliques, le fait de parler de maladie est le moyen par lequel ils sont rendus capables d'admettre qu'ils ont besoin d'une aide extérieure et d'accepter la responsabilité de la prise en main progressive de leur maladie chronique.

CHAPITRE 18

Les chemins de la sobriété

La prise de conscience par laquelle passe l'alcoolique durant une intervention ou une crise sévère est presque toujours fugitive. La puissance de son désir et la capacité extrême qu'il a de s'illusionner le pousseront à nouveau vers la bouteille si son sentiment de désespoir n'est pas immédiatement renforcé par un programme rigoureux de réhabilitation. C'est qu'il a bâti sa vie autour de l'alcool. Maintenant, il doit apprendre à vivre sans lui, et son besoin de réhabilitation s'étend à tous les domaines de son existence.

Il existe habituellement trois chemins bien connus et qui sont généralement couronnés de succès sur lesquels les alcooliques peuvent s'engager pour trouver la guérison complète dont ils ont besoin. Certaines personnes peuvent être tentées de suivre des méthodes moins éprouvées ou même des sentiers de leur propre invention. Il est d'ailleurs possible, ici et là, que de tels efforts réussissent. Cependant, on a plus de chance de connaître une réhabilitation authentique si on la cherche du côté des programmes de traitement connus. Or, un problème aussi sérieux que la dépendance exige que l'on prête une attention particulière aux directives préétablies. Comme l'a dit un alcoolique: «Si vous arrivez devant un champ de mines inexploré et que vous y apercevez des empreintes de pas, mieux vaut les suivre – et de très près».

OPTION 1: Traitement par séjour dans un centre de réhabilitation pour alcooliques.

Le traitement par séjour dans un tel centre, qui dure normalement un mois ou plus, offre à l'alcoolique un environnement structuré et simplifié dans lequel il a peu de décisions à prendre et aucun accès à l'alcool ou aux drogues. Des réunions de groupe, des films, des conférences, des consultations individuelles et des directives spirituelles aident l'alcoolique à concentrer toute son énergie sur un seul problème - celui de sa dépendance. Le mélange d'acceptation affectueuse et de confrontation inflexible que vit l'alcoolique l'oblige à se livrer à une honnête évaluation de lui-même. Il commence alors à comprendre à quel point il est malade.

En faisant face à sa dépendance, l'alcoolique est équipé d'une variété d'outils qui lui permettent d'apprendre à résister à son désir et à vivre sans alcool. Il apprend comment et quand demander de l'aide. On lui enseigne des techniques de communication, ce qui l'amène à reconnaître en lui-même et chez les autres toute la différence qui existe entre la manipulation et l'honnête communication que l'on peut attendre d'un adulte. Il apprend comment affronter le stress, parler avec sa famille, exprimer ses sentiments, réagir aux déceptions et à l'anxiété sans recourir à l'alcool, et en général comment pratiquer l'art de vivre qui lui a échappé depuis le début de sa dépendance. Il est ainsi aidé dans ses premiers pas du programme en douze étapes des A.A. (voir la suite du chapitre) et on lui enseigne à quoi il doit s'attendre pendant les premiers mois difficiles de son retour au sein de la société.

L'expérience d'un alcoolique rétabli illustre le choix capital auquel chaque alcoolique en traitement doit fait face. Marie était une chrétienne fervente qui sombra un jour dans l'alcoolisme en partie à cause d'une contrainte grandissante au sein de sa relation conjugale. «Durant ma troisième semaine de traitement», se souvient-elle, «une conseillère me demanda, au cours d'une réunion de groupe, ce que je ferais si je retournais à la maison et que je découvrais que mes problèmes avec mon mari étaient aussi pénibles qu'avant. Je lui dis que je ne savais pas. Puis elle me le demanda à nouveau, et la lumière se fit aussitôt dans ma tête. Je savais ce que je ferais: je boirais. Mais dès que j'eus dit cela à haute voix, je réalisai qu'il ne fallait pas qu'il en soit ainsi. Je n'étais plus prisonnière, j'avais le choix. Même si mon mari ne devait jamais changer, j'avais maintenant des outils qui me permettraient de rester sobre: un groupe de soutien, et une relation approfondie avec Dieu. En fait, il s'écoula beaucoup de temps avant que notre vie familiale ne s'améliore, et j'ai toujours été reconnaissante pour ce moment où j'ai compris que je n'étais plus dépendante de l'alcool».

Il existe aujourd'hui de nombreux centres de traitement pour alcooliques. Il convient cependant de prendre contact avec les bureaux locaux des A.A. pour recevoir une information spécifique sur les centres de traitement régionaux. Les programmes à considérer doivent inclure un intense programme familial, une surveillance et un soutien qui se prolongeront par la suite, et un ferme engagement envers le programme des A.A.

Un programme de 28 jours de traitement dans un centre, aux Etats-Unis, coûte habituellement entre 2 et 3000 dollars. Cependant, les familles ne devraient pas être intimidées ou découragées par ce prix. La plupart des polices d'assurance couvrent le traitement de l'alcoolisme, et il existe de nombreux et excellents programmes assurés par l'Etat dont les prix sont proportionnels aux revenus. D'autres familles peuvent trouver que cela vaut la peine d'emprunter de l'argent. Le traitement de la dépendance coûte moins cher qu'une bonne voiture d'occasion, et le résultat potentiel est une vie nouvelle.

OPTION 2: Traitement par consultation externe

Il existe un nombre croissant de centres de réhabilitation pour les alcooliques en consultation externe qui proposent de nombreux programmes semblables à ceux qui sont disponibles pendant des séjours dans un centre. Les directives pour choisir une institution sont les mêmes pour les deux types de centres de traitement et, dans la plupart des cas, les frais sont comparables.

L'avantage du traitement en consultation externe est que l'alcoolique en voie de rétablissement peut vivre à la maison et n'est pas obligé de s'absenter de son travail. L'inconvénient est qu'il ne bénéficie pas du contrôle de son environnement pendant les premières semaines critiques du rétablissement. A mon avis, le traitement avec séjour dans un centre est préférable, sauf dans les cas où l'emploi de l'alcoolique en voie de rétablissement est menacé par une absence prolongée de son lieu de travail.

Pour les alcooliques qui ont des ressources financières limitées ou qui ont quitté leur famille, et qui sont dénués de tout par des années de vie irresponsable, il existe une troisième option qui propose des avantages semblables à ceux qui sont disponibles dans un centre de traitement, à savoir l'assistance à 90 réunions des A.A. en 90 jours.

OPTION 3: Les Alcooliques Anonymes

En 1935, deux alcooliques que les médecins avaient depuis longtemps abandonnés comme étant des buveurs irrécupérables, se lancèrent dans une entreprise hardie afin de s'aider l'un l'autre à arrêter de boire. Quatre ans plus tard, ils étaient entourés de plus d'une centaine d'alcooliques rétablis, et ils pouvaient écrire en toute vérité, à propos de leur nouveau programme de sobriété:

> «Nous avons rarement vu une personne, qui a complètement suivi notre chemin, échouer. Ceux qui ne se rétablissent pas sont des gens qui ne peuvent pas ou ne veulent pas se donner complètement à ce simple programme. Ce sont habituellement des hommes et des femmes qui sont constitutionnellement incapables d'être honnêtes avec eux-mêmes. Ils sont tellement malheureux. Ce n'est pas leur faute: il semble qu'ils soient nés ainsi. Ils sont, par nature, incapables de saisir et de développer une manière de vivre qui exige une rigoureuse honnêteté. Leurs chances sont inférieures à celles de la plupart des gens. Il y a également ceux qui souffrent de graves désordres émotionnels et mentaux, mais nombre d'entre eux se rétablissent s'ils ont la capacité d'être honnêtes.»

Aujourd'hui, des dizaines d'années plus tard, les A.A. constituent une source d'espoir et de sobriété pour plus d'un million d'alcooliques, dans plus de 80 pays. C'est une organisation qui est soutenue uniquement par les contributions volontaires de ses membres et qui n'a ni règle, ni fonctionnaire, ni «hiérarchie sociale», ni campagne publicitaire, ni contributions extérieures, ni aucune forme de promotion, excepté son attraction inhérente qui est devenue la raison principale pour laquelle l'alcoolisme n'est plus considéré aujourd'hui comme une condition sans espoir. Son succès est si réel que tout centre crédible de traitement de la dépendance a, à ma connaissance, une grande dette envers les A.A. et ses membres.

Au cœur de l'efficacité des A.A., on trouve un programme en douze étapes qui expose de manière systématique comment les membres fondateurs des A.A. sont devenus sobres. Ces étapes sont des répétitions des principes bibliques, et bien qu'ils soient suffisamment simples pour que le moins lucide des buveurs puisse les comprendre, ils sont également assez profonds, de sorte que celui d'entre nous qui le désire pourra passer toute sa vie à essayer de les pratiquer sans en épuiser le potentiel spirituel. Ils ont été mis en application de manière efficace dans toutes sortes de comportements apparemment sans espoir et contraignants, et ils sont à la base du succès d'autres groupes du même genre.

Il est difficile de mieux présenter les «Douze étapes» que ne le font les Alcooliques Anonymes eux-mêmes. Nous reproduisons ci-dessous la majeure partie de cette introduction. Mon espoir est que beaucoup de lecteurs apprécient le caractère pratique et spirituel de ces étapes et réfléchissent à leur puissance de guérison non seulement pour les alcooliques, mais pour tous ceux d'entre nous qui ont des difficultés à acquérir une véritable maturité spirituelle.

«Nos histoires révèlent d'une manière générale ce que nous étions, ce qui nous est arrivé, et ce que nous sommes maintenant. Si vous avez décidé d'avoir ce que nous possédons, et que vous vouliez tout faire pour l'obtenir, vous êtes prêts à franchir certaines étapes.

Devant certaines autres, nous avons hésité. Nous pensions que nous pouvions trouver un moyen plus facile, plus agréable. Mais nous ne le pouvions pas, en réalité. Le plus sérieusement possible, nous vous supplions de ne rien craindre et d'être très consciencieux dès le début. Certains d'entre nous ont essayé de s'accrocher à leurs anciennes idées et le résultat en a été désastreux jusqu'à ce que nous laissions absolument tout tomber.

Souvenez-vous que nous avons affaire à l'alcool. Il est sournois, déconcertant, puissant! Sans aide, nous ne pouvons nous en sortir. Mais il en est Un qui est tout- puissant: c'est Dieu. Puissiez-vous le trouver maintenant! Les demi-mesures ne nous ont servi à rien. Nous en étions arrivés au point capital. Nous avons demandé Sa protection et Sa sollicitude en nous abandonnant complètement à lui.

Voici les étapes que nous avons suivies. Elles sont suggérées ici comme programme de réhabilitation:

1. Nous avons admis que nous étions impuissants devant l'alcool - nous avions perdu la maîtrise de nos vies.
2. Nous en sommes venus à croire qu'une Puissance supérieure à nous-mêmes pouvait nous rendre la raison.
3. Nous avons décidé de confier notre volonté et notre vie aux soins de Dieu *tel que nous Le concevions.*
4. Nous avons courageusement procédé à un inventaire moral minutieux de nous-mêmes.
5. Nous avons avoué à Dieu, à nous-mêmes et à un autre être humain la nature exacte de nos torts.
6. Nous avons pleinement consenti à ce que Dieu élimine tous ces défauts de caractère.
7. Nous Lui avons humblement demandé de faire disparaître nos déficiences.
8. Nous avons dressé une liste de toutes les personnes que nous avions lésées, et consenti à leur faire amende honorable.
9. Nous avons réparé nos torts directement envers ces personnes, partout où c'était possible, sauf lorsqu'en se faisant, nous pouvions leur nuire ou faire tort à d'autres.
10. Nous avons poursuivi notre inventaire personnel et promptement admis nos torts dès que nous nous en sommes aperçus.

11. Nous avons cherché par la prière et la méditation à améliorer notre contact conscient avec Dieu tel que nous Le concevions, Lui demandant seulement de connaître Sa volonté à notre égard et de nous donner la force de l'exécuter.
12. Ayant connu un réveil spirituel comme résultat de ces étapes, nous avons alors essayé de transmettre ce message à d'autres alcooliques et de mettre en pratique ces principes dans tous les domaines de notre vie.

> Plusieurs d'entre nous se sont exclamés: «C'est trop difficile! Je ne pourrai pas y arriver!» Ne vous découragez pas. Personne d'entre nous n'a réussi à mettre en pratique ces principes à la perfection. Nous ne sommes pas des saints. Ce qui compte, c'est que nous soyons disposés à progresser selon des principes spirituels. Les principes que nous avons indiqués sont des guides vers la croissance. Nous parlons de croissance spirituelle plutôt que de perfection spirituelle.*

Les membres des A.A. s'aident les uns les autres à «grandir selon les directives spirituelles» par des réunions hebdomadaires, un programme de parrainage et une disponibilité constante pour répondre aux appels à l'aide des alcooliques rétablis qui se trouvent, de manière inattendue, tentés de boire. Les réunions des A. A. se déroulent dans une atmosphère faite d'un mélange d'acceptation chaleureuse et de rires. La communication s'y déroule de la manière la plus honnête que j'aie jamais entendue. Habituellement, dans ces réunions, les seuls masques sont portés par les visiteurs ou les alcooliques qui n'ont pas encore admis leur dépendance. Pour le reste des membres, le fait de savoir qu'ils partagent l'un avec l'autre une dangereuse dépendance crée une ouverture et un lien de solidarité que l'on trouve rarement dans un autre domaine de notre société, quel qu'il soit.

La gentillesse et la compréhension que le visiteur alcoolique rencontre chez les A.A. le poussent souvent à revenir dans les réunions suivantes, même s'il continue à se dissocier mentalement de «ces buveurs insensés». La manière dont il est accepté par les alcooliques en voie de rétablissement ravive son amour-propre agonisant, et au bout d'un certain temps, il parvient à retrouver les différentes pièces du puzzle de sa dépendance. Les membres les plus anciens partagent avec lui leurs propres luttes contre les problèmes suscités par le désir physique, l'illusion, la paranoïa, l'égocen-

---

* Extraits du chapitre 5 du livre «Les Alcooliques Anonymes», pages 54-55, reproduits avec l'autorisation de Alcoholics Anonymous World Services, Inc.

trisme et la faillite spirituelle. Quand l'alcoolique commence à se voir dans les autres, les murs de son refus s'effritent et il est en mesure d'admettre qu'il est lui aussi impuissant devant l'alcool.

Dès qu'un alcoolique a admis que sa vie est intenable et qu'il a abandonné sa vie à Dieu (étapes 1, 2 et 3), il s'engage dans le difficile processus de reconnaissance de ses fautes, de réparation des torts commis envers les autres, d'affermissement de sa relation avec Dieu et d'aide auprès des autres alcooliques. Il n'existe, chez les A.A., aucune règle qui dise à l'alcoolique comment suivre ces étapes. Par contre, une grande somme de sagesse et d'histoire orale est là pour l'aider à les mettre en pratique dans sa propre vie. Ses efforts pour aider les alcooliques qui boivent encore lui rappellent continuellement l'enfer duquel il a échappé de justesse, et avec le conseil d'autres membres des A.A., il apprend l'art de rester sobre «un jour à la fois».

La grande force des A.A. réside dans ce fait: «cela marche et c'est gratuit.» L'inconvénient majeur est que les A.A. n'ont pas d'approche pluridisciplinaire du traitement en séjour et en consultation externe, et qu'il n'existe pas d'instruction systématique à propos de la dépendance. L'information que l'alcoolique reçoit dépend de l'expérience de ses compagnons alcooliques, et bien que leur connaissance soit souvent réelle, on peut trouver des points faibles dans tout groupe des A.A.

En dépit de ces faiblesses occasionnelles, les A.A. constituent souvent une alternative fiable au centre de traitement, et une participation continue à leur programme représente une partie essentielle de tout rétablissement d'alcoolique.

Le succès des A.A. est fondé sur des principes et non sur des personnes. Si un alcoolique est troublé par certains membres de son groupe, il peut changer de groupe ou apprendre à s'adapter aux gens qu'il n'aime pas, dans un souci de sobriété. Chaque alcoolique doit être encouragé à assister au moins à six réunions des A.A., avant de décider de leur inutilité, et il doit lui être rappelé qu'il n'est pas nécessaire pour lui d'apprécier les réunions. Il existe, dans la vie, de nombreux domaines où nous devons assumer nos responsabilités, que nous les aimions ou non, et pour l'alcoolique, le fait d'assister aux réunions des A.A constitue l'un de ces domaines. Dans de nombreux cas, le refus d'un alcoolique de fréquenter les A.A. a sa source dans son orgueil et son embarras. Cependant, après quelques mois de fréquentation régulière, il est probable qu'il se dise que les réunions des A.A. sont devenues le grand moment de sa semaine.

Les Alcooliques Anonymes et le chrétien évangélique

En dépit du succès sans égal des A.A. auprès des alcooliques, certains chrétiens évitent de participer à leur programme à cause du caractère trop vague de leur spiritualité et de l'utilisation d'expressions telles que «puissance supérieure» et «Dieu tel que nous Le concevons». Ces gens sont convaincus que les seuls programmes de réhabilitation propres à leur foi sont ceux qui invoquent le nom de Jésus. C'est pourquoi, dès lors que Jésus n'a pas le mérite exclusif de la sobriété de l'alcoolique, ils ont du mal à admettre que son rétablissement est légitime.

A mon avis, et en tant que médecin, je dois avouer que cette manière de voir les choses manque de perspicacité et empêche beaucoup de gens de recevoir l'assistance dont ils ont besoin. Les A.A. ont aidé des milliers d'alcooliques de toutes tendances religieuses, et les alcooliques chrétiens n'ont aucun mal à comprendre que la «puissance supérieure» ci-dessus mentionnée n'est autre que le Seigneur Jésus. Je n'ai jamais connu un alcoolique dont la foi ait souffert au contact du programme spirituel des A.A., mais je connais des douzaines de chrétiens qui ont remis leur vie pour la première fois à Jésus-Christ à cause de leur contact avec des membres chrétiens des A.A. et à cause des progrès spirituels qu'ils ont faits en suivant les «Douze Etapes». Comme me l'a dit un alcoolique rétabli: «Les A.A. ne vous font pas aller au ciel, et ils ne peuvent vous empêcher d'aller en enfer, mais ils peuvent vous garder sobres suffisamment longtemps pour que vous preniez une décision».

D'un point de vue strictement historique, les alcooliques se sont tournés à plusieurs reprises vers des aides professionnelles, des médecins et des pasteurs, mais sans succès. C'est pourquoi, en désespoir de cause, ils se sont tournés les uns vers les autres, et c'est de leur camaraderie et de leur soutien mutuel que sont sortis les A.A. Ce groupe de gens dont tous les autres considéraient la condition comme étant désespérée, les A.A. l'ont transformé en des centaines de milliers d'alcooliques rétablis, et le témoignage de ces vies transformées ne peut être rejeté sans autre forme de procès.

Dans ma propre expérience, et à quelques exceptions près, j'ai constaté qu'une personne doit d'abord être sobre avant de pouvoir entendre ou pratiquer l'Evangile. J'ai un ami chirurgien qui est né de nouveau. Devenu alcoolique, il a refusé d'aller chez les A.A. et a essayé de ne plus boire. Il a assisté, à la place, à des études bibliques et à des réunions de prière. Il a expliqué alors que sa décision était due à des considérations spirituelles, mais sa motivation première était qu'il ne voulait pas admettre qu'il était exactement comme tous ces autres «buveurs». Or, il n'a jamais pu s'arrêter de boire. A la fin, il s'est humilié, a admis qu'il était impuissant face à la dépendance, et a entrepris les «Douze Etapes» des A.A. Aujourd'hui, il fréquente les études bibliques et les réunions de prière, et c'est un croyant authentique et un serviteur de Dieu un peu plus humble qu'auparavant.

Après ces paroles, il convient de donner ici un mot d'avertissement. Il arrive que certains membres des A.A. développent un syndrome du genre «il n'y a rien en dehors des A.A». Si, à certains stades du rétablissement, il est quelque peu naturel que les alcooliques fassent des A.A. le centre de leur vie, il est important qu'avec le temps ce programme soit replacé dans sa juste perspective. Les fondateurs des A.A. ont souligné avec soin qu'ils ne faisaient qu'exploiter un «jardin d'enfants spirituel» et que les alcooliques chrétiens rétablis ne devaient absolument pas confondre le bateau de sauvetage avec la terre ferme. Pour les chrétiens, les A.A. constituent un moyen efficace d'atteindre un but, et ce but n'est pas un programme de réhabilitation ou une agréable camaraderie avec d'autres alcooliques, mais une vie sobre vécue à la gloire de Dieu.

CHAPITRE 19

Quand cesse la lune de miel

Philip Adams sombra dans l'alcoolisme à l'âge de 16 ans. Pendant les 22 ans qui suivirent, l'alcool fut le centre de sa vie. Il dériva à l'intérieur et à l'extérieur des liens du mariage, en passant par des hôpitaux psychiatriques et des centres de traitement, et occasionnellement par des réunions des Alcooliques Anonymes. Un jour, il fit une expérience de conversion dans une petite église, mais peu après il se retrouva à boire encore plus qu'auparavant. Désavoué par sa famille et convaincu que Dieu l'avait rejeté pour toujours, Philip s'enfonça encore plus profondément dans le désespoir. Il se mit à vivre dans la rue, faisant la manche pour avoir de l'argent pour s'acheter à boire, dormant dans les ruelles, et mangeant tout ce qu'il pouvait trouver. Pendant 7 ans, sa seule adresse fut les bas-fonds et ses seuls amis les clochards.

En 1972, une extraordinaire série d'événements changea radicalement la vie de Philip.

Alors qu'il essayait d'obtenir, en trichant, un travail pour lequel il n'avait aucune qualification, il rencontra une femme, chrétienne fervente, dont il tomba amoureux. Il se mit à fréquenter l'église, et un dimanche, pendant le service de la sainte-Cène, il expérimenta la puissance transformatrice de Jésus-Christ. Dans les six mois, Philip était marié, il avait une maison et une voiture, et il réussissait remarquablement bien ses études dans une prestigieuse école de droit. Ses années dans les quartiers mal famés devinrent un lointain souvenir, et son avenir paraissait devoir briller éternellement.

L'étonnante transformation de Philip fit aussitôt de lui un héros dans son église et très vite, il fut élu à la charge de diacre. Ce fut le commencement de toute une série de nouvelles responsabilités qu'il accepta en tant que mari, père de famille et avocat. Il mit deux enfants d'un précédent mariage au collège et prit soin d'une jeune adolescente. Quelques années après avoir obtenu son diplôme de l'école de Droit, il ouvrit son propre cabinet et très vite, sa clientèle s'accrut. Il ressentait profondément sa responsabilité envers la vie et les problèmes que ses clients avaient avec leurs biens. Son téléphone sonnait à toute heure du jour et de la nuit, et il était toujours disposé à prêter une oreille attentive à quiconque se trouvait dans l'ennui. Comme il avait lui-même touché le fond, il était impatient de partager avec les autres le secret de sa nouvelle vie.

Le don de Philip pour conseiller, son extraordinaire réussite professionnelle et sa rapide ascension vers la prospérité et l'influence dissimulaient de sérieuses brèches dans son développement émotionnel. «J'étais guéri et je ne pouvais pas me tromper», se souvient Philip. «Je paraissais bien et parlais bien, et tout le monde pensait que je savais ce que je faisais. En fait, après 22 ans de dépendance, je n'avais aucune idée de la manière dont les adultes assumaient leurs responsabilités et je n'avais pas plus de maturité qu'un adolescent. Je ne vivais que pour moi-même. Il fallait que j'aie immédiatement tout ce que je désirais, et je pensais rarement aux conséquences futures de mes actions. Je ne buvais plus et je ne vivais plus en marge de la société, mais dans presque tous les domaines, je pensais et agissais toujours comme un alcoolique».

Philip se sentait de plus en plus pris au piège de ses responsabilités énormes et toujours croissantes, et il glissa lentement vers l'apitoiement sur lui-même et la dépression. Il commença à s'offusquer du rôle que sa femme jouait dans ses succès professionnels, et à regarder l'avenir avec appréhension et crainte. Il se sentait comme contrôlé par les circonstances extérieures comme il l'était quand il vivait dans la rue. Or maintenant, il n'y avait pas d'alcool pour soulager ses craintes ou soutenir son estime de soi en péril. Pourquoi Dieu lui avait-Il donné un travail et une famille dont il ne pouvait assumer la charge? Pourquoi avait-il permis qu'une personne au passé aussi honteux et accablé de telles incapacités s'élève aussi rapidement? Philip commença à avoir des fantasmes, et à se dire qu'il était à nouveau à la dérive, comme lorsque son seul souci était de trouver son prochain verre. Si seulement il pouvait résoudre ses problèmes aussi facilement que par le passé. Une bouteille, et il pouvait tout oublier!

Cinq ans après avoir bu son dernier verre, il se sentit de nouveau désespéré et sans force. Il consulta alors son médecin, se plaignant d'insomnie et de tension dues à son travail. Le médecin lui recommanda de prendre des vacances et lui fit une ordonnance pour un mois de valium. Les comprimés firent immédiatement leur effet, et Philip fut étonné de voir avec quelle rapidité ses anxiétés disparaissaient. Il n'était plus intimidé par ses propres réalisations, n'arrivait plus à se souvenir pourquoi ses responsabilités lui causaient un tel trouble, et ses conflits avec sa femme lui paraissaient maintenant sans importance. Pour la première fois depuis des années, il se sentait confiant et détendu, prêt à faire face à tout ce que l'avenir pouvait lui réserver.

Six mois plus tard, Philip avait un nouveau problème: il était adonné au valium. Il consultait un médecin différent chaque semaine pour avoir une provision de comprimés pour un mois, et la conscience de sa nouvelle dépendance le remplissait de haine contre lui-même et de désespoir. Quand il s'imaginait de nouveau dans les quartiers mal famés, ce n'était plus un agréable fantasme mais une effrayante possibilité. Semaine après semaine, il devenait de moins en moins capable de pratiquer le droit, et sa vie familiale se déteriorait rapidement. Parfois, il se disait qu'il avait été pour toujours chassé de la famille de Dieu, et à d'autres moments, il mettait en doute l'existence de Dieu et se demandait si tous les miracles de sa vie n'avaient pas été le produit de désirs et d'enthousiasmes collectifs. Il désirait désespérément de l'aide mais la position qu'il occupait dans son église et dans la société l'empêchait de partager son besoin avec les autres.

Pour la deuxième fois, la femme de Philip intervint et déclencha la chaîne d'événements qui devait libérer son mari de sa nouvelle dépendance. Elle prit contact avec un conseiller chrétien qui assura Philip de l'amour constant de Christ et le dirigea vers un psychiatre qui comprenait l'emprise de l'alcoolisme et de la toxicomanie. Grâce à la prière fervente, à l'instruction, au conseil familial et à trois hospitalisations, Philip obtint enfin la délivrance de la dépendance physique et psychologique du valium.

Aujourd'hui, Philip sait que sa deuxième dépendance s'est développée fort logiquement à partir de certaines manières de penser et d'agir qui étaient elles-mêmes les conséquences de ses 22 années d'esclavage de l'alcoolisme. «Je n'avais jamais grandi», dit Philip. «Je réagissais à tout sur la base de mes sentiments, et il ne me venait jamais à l'esprit que je pouvais avoir de fortes émotions sans pour autant agir selon elles. A l'âge de 46 ans, j'ai dû apprendre la patience que la plupart des gens apprennent dans leur jeunesse. Il me fallut longtemps pour accepter le fait qu'il y a, sur la route de la vie, des barrages et des difficultés qui peuvent durer aussi longtemps que la vie et qu'en tant qu'être humains, nous serons toujours sujets à des sentiments de douleur et de découragement. Maintenant, je sais que le défi de la vie, ce n'est pas d'échapper aux difficultés, mais de voir la grâce de Dieu à l'œuvre même si les anciens sentiments reviennent et que les circonstances refusent de changer. Alors, notre expérience s'enrichissant, nous découvrons que par tout ce qui nous arrive, nous grandissons dans la grâce et nous voyons de plus en plus la gloire de Dieu».

Alors que Philip s'attaquait à ses propres insécurités et à son immaturité, il devint plus tolérant envers les faiblesses des autres et moins enclin à juger ceux qui échouaient. Il engagea aussi une secrétaire chargée de prendre les communications téléphoniques de nuit et commença à diriger les clients qui avaient de sérieuses difficultés spirituelles et psychologiques vers des pasteurs et des conseillers professionnels. «Il y avait beaucoup d'orgueil dans mon désir d'aider mes clients à régler chaque domaine de leur vie», se souvient Philip. «Aujourd'hui, je m'intéresse toujours autant aux gens, mais j'adopte une attitude plus professionnelle et je suis plus conscient de mes propres limites. Je peux régler des problèmes légaux, mais il y a d'autres personnes qui font un meilleur travail que moi comme conseillers et dans le ministère pastoral.»

Au cœur du changement de relations entre Philip et ses clients, il y avait sa relation plus approfondie avec Dieu et une compréhension grandissante de ce qu'est un disciple de Jésus-Christ. «Après avoir cessé de boire, je confessais des lèvres le concept de la grâce, mais inconsciemment, j'étais convaincu que tout dépendait de moi. Ce fut un incroyable soulagement de réaliser que ce n'était pas moi, mais Christ en moi qui accomplissait l'œuvre du royaume de Dieu. Je pouvais tout faire par Christ, et je pouvais être poussé à l'action par le Saint-Esprit au lieu de l'être par ma peur d'échouer. Ce n'est que lorsque j'ai compris ces vérités spirituelles que j'ai été rendu capable d'accepter ma responsabilité légitime envers ma famille et mes clients».

L'histoire de Philip Adams, bien qu'étant particulièrement marquée par des hauts et des bas, suit un modèle qui se retrouve sans cesse dans la vie d'alcooliques rétablis. Dans presque chaque cas, les premières semaines ou les premiers mois de sobriété constituent une période de changements rapides et de progrès vivifiants. L'alcoolique qui a redécouvert la sobriété s'éveille le matin sans maux de tête, ses mains ne tremblent pas et il peut manger sans crainte de vomir. Son esprit travaille plus rapidement qu'il ne l'a fait depuis des années, et il n'a plus à s'inquiéter des pertes de mémoire ou des week-ends perdus. Bien qu'au fond de son esprit subsiste une crainte agaçante que cette période de sobriété soit, comme toutes les autres, brisée par un verre, sa confiance et son amour-propre sont renforcés par chaque journée de victoire sur la dépendance. La joie qu'il ressent est différente de l'euphorie qu'il découvrit dans les premiers jours de l'alcoolisme. Il est exalté par sa sobriété et il pense et agit avec l'abandon insouciant d'un nouveau converti.

Tôt ou tard, pour tout alcoolique rétabli, la lune de miel prend fin. Pour certains, elle meurt brutalement quand, sortant de nulle part, le désir physique de l'alcool revient avec une renversante intensité. Pour d'autres, comme Philip Adams, c'est une confrontation progressive mais souvent éprouvante avec d'anciens problèmes et de nouvelles responsabilités. L'alcoolique rétabli est handicapé par des ressentiments et des rationalisations passées, par des échos d'apitoiement sur lui-même, et par une fatigue physique et une léthargie qui peuvent persister un an ou deux après le début de l'abstinence. Les relations familiales sont souvent pénibles. L'épouse ou l'époux qui a tenu admirablement bien pendant tout le temps où l'alcoolique buvait peut soudain connaître un véritable effrondrement psychologique. Des enfants irrités peuvent se venger des années de souffrance qu'ils ont endurées avec un parent alcoolique, insensible et impénitent. Partout où l'alcoolique rétabli regarde, il voit des barrières à relever et des ponts à reconstruire, et souvent il ne peut se souvenir exactement comment et pourquoi ces relations ont été rompues.

Pendant que l'alcoolique nouvellement rétabli essaie de résoudre les problèmes que sa dépendance a créés, il doit aussi réapprendre l'art de vivre au jour le jour. Comme buveur, il a abandonné plusieurs - sinon la plupart - de ses responsabilités d'adulte. Maintenant, il doit apprendre à nouveau à payer les factures, à partager les tâches ménagères, à s'occuper des enfants, et à organiser son temps. Les alcooliques rétablis n'ont souvent pas la moindre idée du temps qu'il faut à une personne sobre pour accomplir un travail déterminé. Ils peuvent prévoir deux heures pour peindre toute une maison ou un jour entier pour faire des courses d'une demi-heure.

A plusieurs niveaux, l'alcoolique rétabli est comme un amnésique, un Rip Van Winkle de fabrication chimique qui revient à la vie 5, 10 ou même 40 ans plus tard pour découvrir qu'une grande partie de sa vie d'adulte a disparu. Il y a des morts qu'il n'a jamais pleurés, des fêtes et des mariages auxquels il n'a jamais participé, peut-être même un comportement criminel au sujet duquel il ne s'est même jamais inquiété. Il peut être envahi par le chagrin lorsqu'il réalise quelle partie de sa vie a été noyée dans l'alcool. L'énergie de sa jeunesse ne reviendra pas et les années perdues avec les membres de sa famille, en particulier les enfants, ne pourront jamais être retrouvées.

L'alcoolique nouvellement sobre qui rencontre les multiples fardeaux du chagrin personnel, des problèmes familiaux et des responsabilités d'adulte est presque toujours handicapé par son manque de maturité et l'insuffisance de son développement psychologique. La maturation cesse quand commence la dépendance, et l'enfant, l'adolescent ou l'adulte qui apprend à résoudre ses problèmes en avalant un produit toxique prend beaucoup de retard sur ses pairs dans le domaine de la sagesse et de l'aptitude à résoudre les difficultés. Philip Adams est devenu alcoolique à l'âge de 16 ans. Vingt-deux ans plus tard, quand il cessa enfin de boire, il avait manqué des stades importants du développement humain. Il pensait et agissait encore comme un adolescent. Au contraire des alcooliques qui connaissent la dépendance sur le tard, il avait appris peu de choses en ce qui concerne le comportement de l'adulte auquel il pouvait retourner, et il n'avait que peu d'expérience dans la manière de traiter l'anxiété et le stress, sans l'aide de l'alcool. Il était habitué aux réponses rapides et aux raccourcis, et il devait encore tester ses capacités et sa perception de lui-même par rapport aux réalités de la vie.

En même temps, les problèmes que Philip s'était créés étaient complexes et suffisamment troublants pour pousser les adultes même les plus habiles dans leurs limites spirituelles et psychologiques. Ce n'était pas un hasard si, comme de nombreux autres alcooliques rétablis, Philip s'était mis à romancer l'époque où il buvait et s'il se souvenait avec regret des plaisirs de l'alcoolisme. Il était toujours secrètement convaincu que seul l'alcool donnait un sens à la vie. Quand il réfléchissait aux longues années «sèches» qui l'attendaient, il lui semblait vraiment qu'en abandonnant l'alcool, il enterrait l'un de ses amis les plus chers et les plus dignes de confiance.

Il est sans doute évident, maintenant, que le simple fait de ne pas boire n'est pas suffisant pour garder un alcoolique rétabli dans la sobriété. S'il n'apprend pas à résoudre ses difficultés, et qu'il continue à chercher une solution rapide à tous les problèmes de la vie, il retournera presque inévitablement à sa dépendance de l'alcool ou développera une accoutumance à une drogue nouvelle. Si l'alcoolique rétabli veut demeurer sobre, il doit apprendre qu'il est irréaliste et dangereux de chercher à vivre chaque journée sur le nuage de l'euphorie, et il doit faire particulièrement attention aux directives de rétablissement qui ont permis à d'autres alcooliques de survivre aux pièges de la sobriété.

CHAPITRE 20

Directives pour les alcooliques rétablis

On dit que les règles de sécurité de la marine pour la haute mer ont été écrites article après article suite aux décès de marins: chaque fois qu'une vie était perdue, un règlement naissait. Les directives qui gouvernent le comportement des alcooliques rétablis ont, dans bien des cas, la même histoire. Elles sont le fruit d'années d'expérience et elles servent de signaux lumineux pour diriger l'alcoolique rétabli vers les eaux sûres en l'aidant à éviter les tempêtes où beaucoup d'autres ont connu le désastre.

La plupart des alcooliques devenus abstinents sont fortement tentés de penser qu'ils constituent des exceptions à la règle, et les membres de la famille et autres personnes concernées devraient prendre soin de ne pas encourager cette illusion. La plupart des «exceptions» finissent par se remettre à boire, et leur échec dans la lutte pour la sobriété est souvent liée directement à leur mauvaise disposition à suivre l'exemple des autres alcooliques rétablis.

Les directives qui suivent n'épuisent pas le stock d'informations qui sont mises à la disposition de l'alcoolique rétabli par les centres de traitement et les A.A., mais elles servent à mettre en lumière certains des dangers que risque de rencontrer l'alcoolique devenu abstinent.

1. *Eviter les anciens compagnons de beuverie*. Il est très facile pour un alcoolique rétabli de sortir d'un centre de traitement pour tomber dans les bras de ses anciens compagnons de beuverie. La nature séductrice de ces relations ne peut être trop soulignée. S'il est vrai que les adolescents sont particulièrement sensibles à la pression de leurs semblables, il est tout aussi vrai que les adultes peuvent éprouver la nostalgie de la camaraderie et du faux sentiment de communion engendrés par l'intoxication en compagnie.

Jeff était un homme particulièrement affable, âgé de 33 ans, quand je l'ai rencontré pour la première fois, dans une unité de soins intensifs de notre hôpital. Il y avait été admis dans un coma éthylique et saignait tellement de l'œsophage que je m'attendais au pire. Mais il désirait vraiment de l'aide. Sa condition s'améliora vite, de manière inattendue, et il accepta d'entrer dans un centre de traitement. Sa famille lui paya le billet aller pour un excellent centre de réhabilitation, mais deux semaines plus tard, il était de retour à Nashville, et traînait dans son bar favori. Ses anciens compagnons avaient fait une collecte et lui avaient envoyé un billet de car pour revenir à la maison. Effrayé par les responsabilités nouvelles que la sobriété lui demanderait d'assumer et fortement tenté de revoir ses anciens amis, Jeff finit par céder et accepta leur offre. Très vite, il se mit à boire plus que jamais. Notre deuxième rencontre eut lieu, elle aussi, dans l'unité de soins intensifs de l'hôpital. Il était paralysé de la ceinture jusqu'aux pieds, à la suite d'un accident de la circulation survenu alors qu'il conduisait en état d'ivresse.

Un certain nombre d'alcooliques vivent dans le contexte de relations destructrices avec un mari, une femme, des parents ou des amis qui, consciemment ou non, essayent de garder la main-mise sur l'alcoolique en le maintenant ivre. Le mari qui est menacé par son épouse devenue abstinente peut essayer de la persuader qu'elle est plus attirante lorsqu'elle boit; l'ami de l'alcoolique rétabli peut également insister lourdement sur le fait «qu'un petit verre n'a jamais fait de mal à personne». L'alcoolique rétabli doit prendre ses distances vis-à-vis de ces relations malsaines autant que les circonstances le lui permettent. Demeurer abstinent est maintenant sa grande priorité, et même la plus profonde des amitiés ou ses liens familiaux ne doivent pas se mettre en travers de son chemin.

2. *Continuer à fréquenter les A.A.*. Dans l'excitation et l'euphorie qui entourent les premiers jours du rétablissement, il est facile pour les alcooliques devenus abstinents de se convaincre que, si d'autres ont besoin des A.A., ils peuvent, eux, s'en sortir sans leur aide. «Je suis sorti d'un grand programme de traitement en pleine forme», se souvient un jeune étudiant chrétien. «Je me sentais plus près du Seigneur que jamais, et je me suis engagé dans un groupe biblique de l'université. Je savais que je n'avais pas besoin des A.A. et de leur truc sur la «Puissance Supérieure»; avec Dieu à mes côtés, que pouvais-je apprendre d'une bande d'anciens buveurs? Mais avant de savoir ce qui m'arrivait, j'étais ivre de nouveau. A la fin, j'ai compris qu'il y a, dans le rétablissement, beaucoup plus que le simple fait de dire «laissons Dieu agir» et je me suis mis à fréquenter les A.A. Maintenant, peu à peu, j'atteins mon but.»

S'il est vrai que certains alcooliques demeurent abstinents sans fréquenter les A.A., il est également vrai que des milliers d'hommes et de femmes sont morts en essayant de prouver qu'ils faisaient eux aussi partie de ce nombre. Ignorer le programme des A.A. ou l'abandonner trop tôt pendant le processus de rétablissement, c'est rejeter le système de soutien le plus efficace mis à la disposition des alcooliques rétablis. «Essayer de pratiquer l'abstinence pendant des années sans l'aide des A.A., c'est comme essayer d'aller au ciel sans s'identifier à une église», dit un conseiller expérimenté qui travaille avec les alcooliques. «C'est la route la plus difficile».

3. *Y aller doucement.* Pendant les années où il s'est senti irrésistiblement attiré par la boisson, l'alcoolique s'est habitué à satisfaire instantanément ses besoins et ses désirs. Quand il cesse de boire, il tente souvent de compenser le temps qu'il a perdu à boire en essayant de résoudre tous ses problèmes instantanément. Il est facilement distrait par des points hors de propos, possède une réponse immédiate à chaque question, et est profondément découragé lorsqu'il se trouve confronté à des obstacles. James, un alcoolique rétabli, dit: «Ce sont les alcooliques qui essayent de faire parler d'eux qui se remettent à boire. Si vous n'apprenez pas la patience, vous avez déjà perdu. Quand je buvais, je devais avoir tout hier. Maintenant, je sais comment attendre, et si je dois attendre toute ma vie ce que je désire, eh bien, j'attendrai».

Les membres de la famille, les amis et les pasteurs devraient eux aussi faire preuve de prudence dans leurs espérances concernant l'alcoolique rétabli. Philip Adams a été nommé diacre de son église au bout d'un peu plus d'un an d'abstinence, et le traumatisme engendré par cette responsabilité a joué un rôle significatif dans sa seconde dépendance. «Si j'avais eu plus de maturité, je n'aurais jamais accepté cette position», dit-il aujourd'hui. «Mais l'attente des chrétiens était très grande. Ils croyaient que je pouvais le faire, et leur confiance nourrissait mon orgueil et mon besoin 'alcoolique' de gratification immédiate».

Chaque fois que cela est possible, les alcooliques rétablis devraient mener une vie simple et éviter toute instabilité au niveau de leur vie professionnelle, leur vie conjugale, et leur lieu d'habitation, au moins pendant la première année d'abstinence. En même temps que leur famille, ils devraient aussi se rappeler que pendant toute la durée du processus de réhabilitation, tout risque de tomber dans une autre dépendance ne peut être écarté du jour au lendemain. Par exemple, les alcooliques qui fument devraient normalement attendre de six mois à un an avant d'essayer d'abandonner la cigarette. Bien que le fait de fumer soit aussi nuisible à la santé physique que l'alcoolisme, peu de gens réussissent à vaincre deux dépendances en même temps.

4. ***Eviter les drogues qui modifient l'humeur.*** Chaque année, des milliers d'alcooliques comme Philip Adams déclenchent, par inadvertance, le retour de leur désir pour l'alcool en avalant des drogues qui modifient leur humeur. Certains sont victimes de médecins mal informés qui prescrivent trop facilement des tranquillisants ou des antalgiques. D'autres utilisent des comprimés pour maigrir, avalent du sirop contre la toux ou prennent des décongestionnants apparemment inoffensifs. Du fait que les drogues qui modifient l'humeur se substituent facilement l'une à l'autre, et que de nombreux médicaments vendus sans ordonnance contiennent de l'alcool, les anciens alcooliques doivent être extrêmement prudents dans leur usage des médicaments. Avant de prendre un quelconque médicament, les anciens alcooliques doivent absolument passer un test de sécurité auprès d'un conseiller autorisé en la matière. La plupart des anciens alcooliques ont un «seuil de douleur» assez bas. Ils sont habitués à s'administrer eux-mêmes des médicaments dès qu'ils ressentent le moindre malaise physique ou mental. Maintenant, ils doivent se réhabituer à laisser rhumes, maux de tête et autres maladies mineures suivre leur cours.

Pour leur part, les médecins qui prescrivent des drogues modifiant l'humeur doivent le faire avec prudence, et seulement après avoir pris connaissance de l'histoire médicale du patient. Il y a plusieurs années, un patient est venu me voir en se plaignant des nerfs et de troubles du sommeil. Son fils avait été tué 3 ans plus tôt par un conducteur ivre, alors qu'il n'avait que neuf ans. Le père avait dû lui-même retirer des morceaux du volant du corps du garçon. L'homme ne s'était jamais remis de son chagrin, et maintenant il venait chercher de l'aide pour dormir. Je lui ai donné une provision de somnifères pour un mois, mais 4 jours plus tard, sa femme m'a appelé pour une nouvelle ordonnance. «Mon mari agit exactement comme il le faisait quand il était adonné à l'alcool», m'a-t-elle dit, l'air alarmée. J'ai annulé immédiatement l'ordonnance de ce patient, et heureusement, il s'en est bien sorti, mais ma négligence aurait pu facilement conduire au désastre.

Une mise en garde supplémentaire s'impose ici: la majorité des alcooliques, aujourd'hui, sont adonnés en même temps à plusieurs drogues - cocaïne, marijuana, tranquillisants, hallucinogènes, amphétamines - et il est important que tous les alcooliques qui se rétablissent comprennent qu'ils ne peuvent pas rester sobres s'ils continuent à utiliser d'autres substances qui peuvent entraîner un phénomène de dépendance. Beaucoup de jeunes alcooliques, en particulier, essayent de se convaincre qu'ils peuvent s'abstenir de consommer de l'alcool tout en continuant à utiliser occasionnellement de la cocaïne ou de la marijuana. En fait, ces drogues sont interchangeables avec l'alcool, et dans presque chaque cas, elles conduisent l'alcoolique rétabli à se remettre à boire dans les jours ou les semaines qui suivent.

5. *Apprendre à faire face aux sentiments douloureux.* Pendant qu'il boit, l'alcoolique est coupé de sa propre douleur interne par les qualités dépressives de l'alcool et par sa propre habileté à utiliser la rationalisation, la projection et la négation. Après avoir vécu pendant des années avec des sentiments engourdis ou supprimés, il ne parvient pas à supporter la douleur humaine sans avoir recours à des médicaments. Quand soudain il cesse de boire, il est surpris par la force de ses sentiments négatifs - la colère, la tristesse, l'embarras, l'anxiété, le ressentiment. De tous ces sentiments, c'est le dernier – le ressentiment – qui est le plus dangereux. «Cette histoire de ressentiment est infiniment grave» a écrit le fondateur des A.A. «Nous avons découvert qu'il est fatal. Car lorsque nous entretenons de tels sentiments, nous nous fermons nous-mêmes à la lumière du Saint-Esprit. La folie de l'alcool revient et nous buvons de nouveau. Et pour nous, boire c'est mourir».

Il est essentiel que l'alcoolique qui se rétablit apprenne à accepter une certaine quantité de souffrance émotionnelle comme faisant naturellement partie de la vie et à séparer ses sentiments négatifs du désir de boire. Dans le passé, il avait traduit ses réactions émotionnelles du genre «je suis en colère contre ma femme» par «j'ai besoin d'un verre». Maintenant, il doit apprendre des manières saines et adultes qui lui permettront d'identifier ses sentiments et de leur faire face. Son éducation commence avec le traitement et continue avec le programme en douze étapes des A.A.*

Beaucoup d'alcooliques qui se rétablissent trouvent également utile d'avoir recours aux conseils d'un professionnel qui peut les aider à identifier leurs émotions et leur apprendre à communiquer avec les autres d'une manière adulte.

---

* Je ne connais pas de meilleur moyen de traiter le ressentiment que la méthode que l'on trouve dans le «livre bleu» des Alcooliques Anonymes. Il y est suggéré à l'alcoolique en voie de rétablissement de faire une liste des personnes envers lesquelles il éprouve du ressentiment, en précisant quelle action de leur part est à l'origine de ce sentiment, et en expliquant pourquoi il s'est senti menacé par elles. Ensuite, l'alcoolique doit dresser la liste de ses propres fautes et de ses craintes, et reconnaître honnêtement les torts qu'il a commis envers les autres personnes. Après avoir fait cela, il lui est plus facile de se rendre compte que ceux qui l'ont offensé ne sont pas différents de lui. Ce sont des gens qui ont besoin de tolérance, de patience et de pitié. L'alcoolique en voie de rétablissement demande alors à Dieu de lui accorder cet esprit de tolérance et de bonté, et de lui montrer comment il peut aider la personne qui lui a fait tort.

6. *Si le désir de boire revient...* Six mois, 5 ans ou 30 ans après son dernier verre, il est possible que l'ancien alcoolique expérimente un retour soudain et inattendu de son désir physique pour l'alcool. Il est donc important qu'il soit informé de cette possibilité et qu'il n'interprète pas le retour de son désir comme étant un échec. Il n'est plus aujourd'hui une victime sans défense, et il peut résister à la tentation en y répondant convenablement. Les mesures importantes à prendre durant cette période sont les suivantes:

- Intensifier ses contacts avec les A.A.
- Parler de son expérience avec d'autres alcooliques en voie de rétablissement. Ne pas prétendre que le désir n'est pas là et ne pas sous-estimer son pouvoir.
- Prendre au sérieux le commandement de la Bible de «fuir le péché». Dans des circonstances normales, les alcooliques en voie de rétablissement peuvent aller au restaurant et assister aux fêtes où l'on sert de l'alcool, mais pendant cette période vulnérable, il vaut mieux éviter les situations où les boissons sont facilement accessibles.
- Songer à prendre de l'Antabuse - et seulement sous contrôle médical. L'Antabuse est une drogue qui réagit contre l'alcool et rend le buveur extrêmement malade. Ce n'est pas un remède contre la dépendance, mais certains alcooliques le trouvent efficace, en même temps que le traitement. Ils prennent une demi-pilule par jour, toute leur vie, et c'est comme une sauvegarde supplémentaire contre le besoin de boire. L'Antabuse est efficace jusqu'à 4 ou 5 jours après son ingestion et elle donne à l'alcoolique le temps de maîtriser son désir. Les personnes qui prennent de l'Antabuse doivent se montrer prudentes et éviter toute médication contenant de l'alcool; le mélange de l'alcool et de l'Antabuse peut entraîner de graves convulsions et même la mort.

Les alcooliques en voie de rétablissement qui prennent les précautions nécessaires demeurent humbles, assistent aux réunions des A.A. et suivent fidèlement le programme en douze étapes, peuvent caresser le joyeux espoir de vivre libérés de l'alcool pour le restant de leur vie. Si les membres de leurs familles et leurs amis proches doivent participer à cette célébration de la sobriété, il est essentiel qu'ils reconnaissent aussi leur besoin d'être aidés et de s'engager eux-mêmes dans un programme de rétablissement.

CHAPITRE 21

Le rétablissement de la famille

Quand Jack arriva à l'église presbytérienne du quartier, et demanda de l'aide, il était en faillite, sans foyer et sans emploi. Après avoir été millionnaire, il avait perdu tout ce qu'il possédait pendant ses quinze ans d'alcoolisme. Il en était maintenant aux premiers stades du rétablissement et c'est en tant que mari et père de cinq enfants qu'il demandait une aide financière à l'église.

Le pasteur et les autres membres de l'église répondirent immédiatement au besoin de Jack et lui procurèrent une maison, un travail et une voiture. Jack fut profondément touché par l'amour qu'il reçut et avec l'encouragement de ces nouveaux amis chrétiens, il renouvela son engagement envers Jésus-Christ. Il devint un membre actif de l'église et lui et toute sa famille se mirent à assister aux réunions trois fois par semaine. Quelques années plus tard, Jack fut élu comme membre du conseil des diacres.

Tandis que Jack continuait à faire de remarquables progrès dans tous les domaines de sa vie, sa femme Beth devint de plus en plus silencieuse et renfermée. Un jour, elle rendit visite au pasteur en se plaignant de dépression et de solitude. «Personne ne sait ce que c'est pour moi», dit-elle amèrement. «Mon mari a ruiné ma vie et la vie de mes enfants en buvant tout notre argent, et maintenant je reste là pour ramasser les morceaux. Tout le monde pense qu'il est extraordinaire parce qu'il est un ancien alcoolique, mais eux, ils n'ont pas à vivre avec ses erreurs. Si j'étais moi-même une alcoolique, les gens penseraient sans doute à moi et cela changerait.»

Le pasteur fut surpris par la profondeur de la colère que Beth exprimait. L'assurant qu'elle aussi était aimée et admirée, il la pressa de pardonner à son mari et de se garder de s'apitoyer sur elle-même. Beth parut insensible à cet appel, et deux mois plus tard, elle revint au bureau du pasteur pour lui dire qu'elle-même buvait maintenant comme une alcoolique. Refusant de croire à sa déclaration pour ne la regarder que comme une tentative d'attirer l'attention, le pasteur essaya de l'aider en abordant le sujet de sa colère et de son ressentiment.

Plusieurs semaines plus tard, le pasteur découvrit que Beth ne lui avait dit qu'une partie de la vérité. Non seulement elle buvait comme une alcoolique, mais elle avait une liaison avec un autre alcoolique. «Après un mauvais week-end de beuverie, Beth accepta d'entrer dans un centre de traitement», se souvient le pasteur, qui est maintenant le mien. «Mais elle a eu bien plus de mal à abandonner l'alcool que son mari. Elle a fait plusieurs rechutes et à la fin, Jack et elle ont divorcé. Quand j'ai eu de leurs nouvelles, la dernière fois, Jack était toujours sobre, mais Beth buvait encore.

«Mon erreur a consisté à ne pas reconnaître que l'alcoolisme est une affaire de famille! Au sein de l'église, nous avons comblé Jack d'attention, et cela a produit de bons résultats, mais nous n'avons pas apporté à sa femme le même soutien et les mêmes encouragements. Elle avait vécu l'enfer avec son mari. Or nous, nous n'avions jamais remarqué sa profonde souffrance... jusqu'à ce qu'elle prenne une forme extérieure trop évidente pour être ignorée. Malheureusement, à ce moment-là, il était trop tard».

L'un des mythes les plus nuisibles qui entourent la dépendance est l'idée selon laquelle, si l'alcoolique cesse de boire, ses problèmes familiaux disparaîtront. La popularité de cette idée fausse est l'une des raisons principales pour lesquelles le taux de divorce parmi les familles d'alcooliques est plus élevé après le rétablissement de l'alcoolique que lorsqu'il buvait. La vérité, c'est que les structures de la relation et du comportement qui se sont développées dans une famille au fil des années ne disparaissent pas en une nuit. Les problèmes non résolus menacent non seulement les relations conjugales et la stabilité des membres individuels de la famille, mais dans de nombreux cas, ils encouragent la décision de l'ancien alcoolique de retourner à la boisson.

Les problèmes que rencontre la famille d'un ancien alcoolique peuvent être accablants. Bien que les membres de la famille soient ordinairement heureux de voir l'alcoolique redevenir sobre, ils vivent dans la peur qu'il ne se remettre à boire à tout moment. S'il rentre tard à la maison, ils sentent son haleine. S'il est déprimé, ils se demandent avec inquiétude s'ils n'ont pas fait quelque chose qui le pousserait à boire. On assiste souvent à des batailles légales et financières, et les ressentiments et torts passés rendent difficiles le pardon et l'oubli. Les anciens modes de communication demeurent et les membres de la famille peuvent être incapables de parler l'un avec l'autre sans en arriver aux manières familières de se chamailler, de se critiquer ou de se manipuler. De plus, l'alcoolique en voie de rétablissement est vraisemblablement préoccupé par lui-même et son propre rétablissement. Il est souvent trop engagé dans des réunions et avec de nouveaux amis pour prêter une attention suffisante à sa famille. Il peut parler dans un jargon que les autres trouvent incompréhensible et le sentiment croissant de sa propre valeur peut aggraver le manque d'assurance déjà bien réel de son conjoint.

Si les membres de la famille doivent surmonter ces difficultés, il est essentiel qu'ils fassent appel à des conseillers familiaux et qu'ils suivent leur propre programme de rétablissement. Ils doivent aussi garder à l'esprit deux points importants:

1. La famille peut se porter bien, que l'alcoolique boive ou non.
2. Bien que l'idéal soit que les membres de la famille, qui sont devenus malades ensemble, se rétablissent ensemble, en réalité ils se rétablissent à leur propre allure et doivent se donner le temps de traiter à leur manière les difficultés qu'ils rencontrent.

Les démarches suivantes comptent parmi les plus importantes que les membres de la famille puissent entreprendre pour leur propre rétablissement:

PREMIERE ETAPE: Déterminer les problèmes

La plupart des membres des familles d'alcooliques ont, pendant des années, ignoré leurs émotions et la réalité de leurs propres tensions internes. En conséquence, ils ont perdu le contact avec eux-mêmes et les uns avec les autres. Souvent, ils ont progressé jusqu'à un stade où ils ne sont plus capables d'évaluer la gravité de leurs problèmes psychologiques et spirituels. Ils ont besoin d'observateurs extérieurs en qui ils peuvent avoir confiance pour les aider à déterminer leurs difficultés et à apprendre à venir à bout des problèmes par des moyens qui mènent au développement d'une personnalité saine. Cette aide est disponible auprès des Al-Anon, des Alateen et des groupes communautaires particuliers pour les enfants d'alcooliques devenus adultes, aussi bien qu'auprès de conseillers professionnels formés aux dynamiques de la dépendance et des relations familiales. Les membres de la famille devraient se consacrer à travailler les «Douze Etapes» des Al-Anon, et si les finances le permettent, ils devraient chercher de l'aide auprès d'un conseiller familial en tant que groupe. Les problèmes des membres de la famille sont liés entre eux et se nourrissent l'un de l'autre. Il est donc extrêmement utile de pouvoir s'asseoir avec une tierce personne objective et de faire face ensemble aux difficultés.

Comme nous l'avons vu, les enfants et les adultes - enfants d'alcooliques ont des problèmes particuliers à surmonter. Ils doivent apprendre à faire face aux dommages qui leur ont été infligés pendant les années critiques de leur développement. Leurs nombreuses blessures sont devenues des ingrédients essentiels de leur caractère. L'indépendance a été l'un de leurs outils les plus efficaces pour survivre, et il est extrêmement difficile pour eux de demander ou d'accepter de l'aide extérieure. Leurs amis et les membres de leur famille auront besoin de patience et de persévérance pour encourager ces êtres blessés en profondeur à chercher l'aide dont ils ont besoin.

DEUXIEME ETAPE: Eviter les attentes irréalistes de l'alcoolique en voie de rétablissement

Les fausses attentes et les déceptions comptent parmi les pièges les plus dangereux que puisse rencontrer la famille d'un alcoolique en voie de rétablissement. Dans les premiers mois de rétablissement, les membres de la famille oscillent souvent entre le pessimisme et l'optimisme extrêmes, alors qu'ils ajustent leurs espoirs et leurs craintes aux réalités de la vie avec l'alcoolique de la famille. Quand l'alcoolique buvait, de nombreux membres de la famille vivaient dans un monde imaginaire où l'on pensait que tous les problèmes seraient résolus par son rétablissement. Il est souvent bouleversant de découvrir qu'il est toujours quelqu'un de difficile à vivre même quand il est sobre. En fait, l'alcoolique en voie de rétablissement peut être plus susceptible et irritable que jamais. Des mois s'écoulent souvent avant qu'il ne soit capable de se comporter de manière adulte et cohérente.

Pour sauvegarder la survivance émotionnelle, la joie qui accompagne la sobriété de l'alcoolique doit être tempérée par la prise de conscience du fait que les frustrations et les déceptions sont une part naturelle du processus de rétablissement, et que l'alcoolique et sa famille doivent faire de ce rétablissement le centre de leurs efforts, pour deux ans ou plus. Tout comme l'alcoolique en voie de rétablissement, les membres de la famille doivent apprendre à vivre un jour à la fois, à se fixer des buts réalistes et à éviter les changements brusques. Ils doivent apprendre que les difficultés font partie de la vie et ils doivent s'abstenir de penser que les Al-Anon ou les conseillers professionnels sont des gens capables d'offrir un remède miracle aux problèmes familiaux. En réalité, une telle thérapie est là pour donner aux membres de la famille des outils avec lesquels ils peuvent travailler à leur propre rétablissement. Ce sont les membres de la famille eux-mêmes qui doivent assumer la tâche qui consiste à utiliser ces outils dans leurs propres vies et leurs circonstances. Aucun étranger ne peut guérir une famille, et les amis et les dirigeants d'église concernés doivent être prudents et ne pas encourager l'acceptation d'une responsabilité trop grande ou une dépendance malsaine.

TROISIEME ETAPE: Renoncer au passé

Kate avait 11 ans quand son père alcoolique est mort d'une cirrhose du foie. Sa mère, dont la stabilité émotionnelle avait été minée par des années de vie passées avec un buveur joyeux mais irresponsable, a alors plongé dans une profonde dépression et s'est mise à tourmenter sa fille par un comportement capricieux et inexplicable. C'étaient des claques inattendues, des crises de hurlements, des accusations interminables et des jours de silence morbide. En raison de l'incapacité croissante de sa mère, Kate a pris la responsabilité des finances familiales et des corvées domestiques. Quand sa mère est devenue jalouse du temps qu'elle passait à étudier et s'est mise à déchirer les devoirs scolaires, Kate a appris à étudier dehors, dans la rue. Malgré les interventions de sa mère, Kate demeurait une élève remarquable, mais son rêve d'une formation universitaire s'est évanouie losque sa mère s'est retrouvée invalide, et clouée au lit. Pour pouvoir payer les factures du ménage, Kate a dû aller travailler dans une banque.

A l'approche de la trentaine, après s'être mariée et avoir donné naissance à quatre enfants, Kate est devenue chrétienne par l'intermédiaire d'un groupe d'études bibliques du voisinage. Etant une personne responsable et disciplinée qui ne perd jamais le contrôle de soi, elle s'est affirmée rapidement comme étant une excellente meneuse et organisatrice. Elle a grandi rapidement dans la connaissance des Ecritures et a démontré un sens profond de responsabilité spirituelle. «Je savais que personne n'allait prendre soin de moi si je me trouvais dans l'ennui, et je n'avais de toute façon jamais vécu d'une manière insouciante. Il était facile pour moi de comprendre que la protection de Dieu dépendait de mon obéissance, et je désirais Lui être fidèle dans tout ce que je faisais».

En dépit de sa nouvelle relation avec Dieu, Kate a commencé à se sentir de plus en plus accablée par son passé. Elle était incapable de se relaxer et pleine de ressentiment envers les amis chrétiens qui dépensaient librement leur argent ou qui ne prenaient pas la vie aussi sérieusement qu'elle pensait qu'ils devaient le faire. Souvent, les membres de son groupe de prière lui conseillaient de «se reposer dans le Seigneur», mais la crainte de perdre le contrôle d'elle-même empêchait Kate de s'abandonner plus complètement à Dieu. «Quand vous grandissez sans avoir des parents responsables, il n'y a pas d'ordre dans votre vie», dit Kate. «Je devais mettre de l'ordre moi-même, en assumant mes responsabilités et j'étais effrayée à l'idée de perdre le contrôle de moi-même si durement gagné. Le fait de me souvenir que j'avais pleuré, dans mon adolescence, me faisait trembler de tout mon être, et je pensais que si je baissais ma garde, ne fût-ce qu'un instant, je m'écroulerais complètement.

Kate est arrivée à un tournant décisif après un accident de voiture où elle a été sérieusement blessée. Pendant qu'elle attendait l'ambulance, elle s'est sentie poussée à prier pour tous ceux qui s'étaient rassemblés pour l'aider, y compris un jeune homme particulièrement aimable d'une ville voisine. Plusieurs semaines plus tard, alors qu'elle était encore convalescente, Kate a appris que le jeune homme s'était noyé, emporté par un tourbillon, lors d'un accident de bateau, parce qu'il portait des cuissardes. «Le Seigneur m'a parlé au sujet de ces bottes», se souvient Kate. «Je me voyais petite fille, marchant à travers une forêt marécageuse. Je portais des cuissardes comme protection. Puis soudain, j'étais dans un bateau et Dieu me disait d'enlever mes bottes; je n'en avais plus besoin. Ma situation avait changé et les bottes qui m'avaient protégée auparavant étaient maintenant pour moi source de danger. Si je les gardais et qu'une tempête faisait rage, je me noierais».

Ce moment de réflexion sur le passé a permis à Kate de commencer à abandonner à Dieu les blessures de son enfance. «Quand j'étais une enfant, ma vie était vraiment un marécage», dit-elle. «Je devais me suffire à moi-même et tout contrôler. Le fait même d'apprendre comment manipuler les gens était une question de survie. Mes besoins psychologiques et affectifs fondamentaux n'étaient pas satisfaits, à la maison, et j'avais besoin de reconnaissance de la part du monde extérieur. Mais maintenant, Dieu me demandait d'abandonner les cuissardes que je pensais être toujours indispensables. Il me montrait que ma vie serait désormais différente. Je n'étais plus livrée à moi-même, et j'avais maintenant une force extérieure et intérieure qui n'était pas à ma disposition quand j'étais enfant. J'ai fini par comprendre que ces cuissardes venaient de Dieu mais qu'elles n'étaient utiles que pour un temps. Elles ne servaient plus à rien maintenant. Si je ne m'en débarrassais pas, elles m'entraîneraient vers le bas quand la vie deviendrait difficile».

Pour les membres de la famille de l'alcoolique, l'abandon des vieux mécanismes de défense, des souvenirs douloureux, de la colère et du ressentiment est une étape essentielle vers la guérison spirituelle et mentale. Un tel abandon se fait rarement en une seule fois; cela demande plutôt un engagement à long terme envers l'honnêteté et la communication la plus ouverte. «Ces ombres du passé ne viennent à la lumière qu'à l'occasion de moments de confrontation et de lutte», dit Kate. «Ce n'est que par beaucoup de prière, de moments d'attente devant Dieu et la réception de bons conseils d'amis fiables et ayant de la maturité que j'apprends à ne pas réagir de la même manière ancienne. Je dois m'engager consciencieusement à ne pas essayer de contrôler les autres, et à ne pas les manipuler, même si je peux le justifier en pensant que c'est pour leur propre bien, ou pour le bien du royaume de Dieu. Il est difficile d'abandonner un comportement qui «a fait ses preuves» pendant tant d'années, et je n'en suis pas encore totalement libérée. Mais j'apprends jour après jour à m'appuyer sur le Seigneur et à livrer ma vie entre Ses mains».

Pour les membres de la famille qui vivent encore avec un alcoolique, le processus d'abandon inclut le fait de remettre l'alcoolique au soin de Dieu et de se détacher eux-mêmes de ses hauts et de ses bas. Pour la plupart des gens, la clé de ce détachement réside dans le fait d'accepter la dépendance comme étant une maladie. J'ai souvent constaté que les familles qui persistent à considérer l'alcoolique comme étant une personne méchante qui a besoin d'une punition se font inévitablement piéger dans leur propre maladie familiale. Ce n'est que lorsqu'ils commencent à voir l'alcoolique comme étant une personne malade qui a besoin d'aide qu'ils trouvent les ressources spirituelles et émotionnelles dont ils ont besoin pour leur propre rétablissement.

QUATRIEME ETAPE: Apprendre de nouveaux moyens de communication

Après avoir vécu des années avec un alcoolique, la plupart des membres de la famille n'ont que peu de compréhension des principes d'une bonne communication entre adultes. Ils ont passé trop d'années à utiliser des mots pour attaquer ou se défendre. Maintenant, ils doivent apprendre – ou réapprendre – l'art de dire la vérité dans l'amour. Si, pendant le processus d'intervention, il était important pour les membres de la famille de contrôler ou de masquer leurs sentiments, une fois que l'alcoolique a passé les premiers mois fragiles de la sobriété, la famille doit commencer à communiquer d'une façon plus honnête. A un certain point, les membres de la famille devraient s'asseoir avec une tierce personne, de préférence un conseiller professionnel, et expliquer à l'alcoolique comment vivaient les membres de sa famille lorsqu'il buvait. Colère, tristesse, blessures, honte et culpabilité devraient alors être exprimées d'une manière directe, sans esprit de jugement, afin que l'alcoolique puisse entendre et digérer ce que sa famille dit. Si les membres de la famille ont recours aux anciennes méthodes d'attaque, les mécanismes de défense de l'alcoolique le rendront sourd à la vérité; mais s'ils lui parlent avec un intérêt affectueux, il est possible qu'il comprenne, pour la première fois, la douleur que le comportement engendré par sa dépendance a causée à sa famille. Avec une telle compréhension, l'alcoolique et sa famille peuvent confesser leurs péchés et accorder le pardon qui mène à une vraie restauration des relations.

CINQUIEME ETAPE: Trouver des intérêts extérieurs

Fréquemment, l'alcoolique qui boit devient le centre de l'attention de toute sa famille et pour certains membres, ses comportements et humeurs deviennent une véritable obsession. Que l'alcoolique se rétablisse ou non, il est important que les membres de la famille apprennent à le retirer du centre de leurs pensées et à remplir le vide qui en résulte par de nouveaux intérêts et de nouvelles activités. Pour certains, le fait de sortir de l'orbite de l'alcoolique réclame une immense dose de courage. Au départ, ils auront besoin du soutien de leurs amis et des autres membres de la famille. La récompense qui accompagne cette difficile étape est aussi grande, belle et variée que le monde créé par Dieu, et pendant que les membres de la famille étendent les frontières de leur expérience par de nouveaux hobbies, le service envers les autres, la culture de leurs dons personnels et un véritable engagement au sein de l'église, ils découvrent par eux-mêmes une vieille et importante vérité: l'idolâtrie revêt de nombreuses formes, et seul Dieu est digne d'être au centre de nos pensées et de nos énergies.

Quand les membres de la famille suivent leurs propres étapes vers le rétablissement et s'engagent à soutenir l'alcoolique dans le programme relatif au sien, leurs perspectives d'avenir deviennent particulièrement brillantes. En même temps, quiconque vit avec un alcoolique en voie de rétablissement doit savoir que de nombreux anciens alcooliques connaissent une ou plusieurs rechutes avant d'acquérir une guérison permanente. C'est pour cette raison qu'il est important que l'alcoolique et sa famille comprennent les symtômes de la rechute et qu'ils apprennent à répondre de manière appropriée au cas où l'alcoolique devrait recommencer à boire.

CHAPITRE 22

Rechute

Evelyne était un membre actif des A.A. depuis plus de 7 ans. Elle fréquentait les réunions des A.A. de manière quotidienne et tenait souvent des conférences nationales et internationales sur le problème de la dépendance. Elle était par ailleurs devenue un membre influent d'un département particulier du gouvernement sur l'alcoolisme. Son travail la mit en contact régulier avec les riches et les puissants, et elle put ainsi amener beaucoup d'hommes et de femmes des niveaux les plus élevés de la société à trouver de l'aide pour leurs problèmes de boisson.

Comme l'influence d'Evelyne s'étendait, elle devint de plus en plus opiniâtre et consciente de sa propre importance. Au travail, elle se montrait autoritaire; avec ses amis, elle était irritable et imprévisible. Dans ses moments de colère, elle injuriait ceux de ses collègues qui n'étaient pas de son avis et rompait toute relation avec eux à la moindre provocation. Comme son programme de conférences devenait encore plus exigeant, elle avait de moins en moins de temps pour ses anciens amis, et, à moins d'y être invitée pour parler, elle n'assistait que rarement aux réunions des A.A..

Un soir, en rentrant par avion d'une conférence nationale sur l'alcoolisme, Evelyne commanda un cocktail. Ce n'était qu'une expérience. Pendant des années, elle avait entendu d'autres anciens alcooliques dire «c'est le premier verre qui vous rend ivre», mais maintenant elle était certaine qu'elle était guérie depuis assez longtemps pour supporter un verre. Evelyne avait raison - un verre était tout ce qu'elle désirait. Elle était transportée de découvrir combien il lui était facile de contrôler sa consommation d'alcool. A partir de maintenant, et si elle ne se trouvait pas avec des amis des A.A., elle pourrait se permettre de prendre un verre, à l'occasion.

Pendant plus d'un an, Evelyne but à l'occasion, et retomba ainsi lentement dans la dépendance. Un verre en appela un autre, puis un autre, jusqu'à ce que, chaque soir, elle se precipitât à la maison après son travail pour se verser un verre de vin. Son comportement se détériora rapidement, et elle commença à se haïr pour être devenue une personne aussi colérique et grossière. Elle tomba dans une profonde dépression et, trop honteuse pour demander de l'aide, elle se mit à faire des plans en vue de se donner la mort.

Poussée par l'intervention d'un ami perspicace, et bravant son propre embarras, Evelyne entra dans le centre de traitement vers lequel elle avait dirigé des douzaines d'autres alcooliques. Peu après, elle entendait des voix l'encourageant à se tuer et à la fin, elle tomba dans une dépression nerveuse complète. Pendant ce temps, sa confusion et sa peur l'obligèrent à admettre son impuissance, et elle s'abandonna à la grâce de Dieu en qui elle n'était même pas certaine de croire. C'est sur le balcon même du centre de traitement qu'elle s'abandonna à Dieu, et passa par une extraordinaire expérience de conversion. Elle se livra avec toutes ses craintes à Jésus-Christ.

Aujourd'hui, la seule chose qui surprend Evelyne, c'est qu'elle ait attendu sept ans pour recommencer à boire. «Pendant toutes ces années passées aux A.A., j'étais agnostique», dit-elle. «J'ignorais les principes spirituels et bien que j'aie recommandé les «Douze Etapes» aux autres, je ne les ai jamais pratiquées moi-même. Je pensais que je pouvais très bien m'en passer. Au lieu de cela, je me préparais moi-même pour la rechute».

«Aujourd'hui, je suis convaincue que ces «Douze Etapes» sont l'invitation de Dieu à la sanctification pour les gens qui souffrent de dépendance. Je ne dis pas qu'ils m'ont rendu parfaite. Je trébuche et tombe encore, quelquefois, et je me montre encore souvent méfiante et imbue de moi-même, voire même intolérante envers les autres. Mais jour après jour, j'assiste à d'importants changements, et je fais face à chaque journée avec foi et espoir, confiante qu'à la fin tout se passera selon la volonté d'un Dieu aimant et miséricordieux».

Comme Evelyne, la grande majorité des anciens alcooliques qui recommencent à boire le font non parce qu'ils sont surpris par un désir soudain, mais parce qu'ils se laissent eux-mêmes glisser dans des pensées et une manière de vivre insouciantes. Cette négligence mène à l'impertinence et à la présomption. Comme l'ancien alcoolique perd son respect pour le pouvoir de l'alcool, il se convainc facilement qu'un verre ou deux ne peuvent lui faire aucun mal. Quand finalement il se remet à boire, c'est rarement avec l'intention de s'enivrer; mais son but est plutôt de prouver qu'il peut maintenanf boire comme les autres. Malheureusement, pour la plupart des anciens alcooliques, un verre conduit à l'ivresse ou bien, comme dans le cas d'Evelyne, un verre ou deux sans répercussion nourrissent l'illusion du contrôle de la consommation d'alcool, et l'ancien alcoolique retombe doucement dans la dépendance.

L'aspect peut-être le plus effrayant de la rechute est la facilité avec laquelle les conséquences physiques, psychologiques et spirituelles de la dépendance se réaffirment. Les ajustements biologiques que le corps a faits dans le passé pour s'adapter à la présence constante d'alcool peuvent être recréés presque instantanément, même après des années d'abstinence, et les symtômes de manque peuvent réapparaître en moins d'un jour. Des sentiments paralysants d'anxiété, de culpabilité et de haine de soi reviennent avec une force accrue, et l'ancien alcoolique recommence à rationaliser et à nier son problème de boisson. Il succombe aux anciens modes de comportement avec les membres de la famille, et dans beaucoup de cas, sa dépendance progresse encore plus rapidement que durant la période de son intoxication précédente.

Maria était une conseillère en matière d'alcoolisme et abstinente depuis 20 ans lorsqu'elle rencontra et épousa un entrepreneur du bâtiment très prospère. Un soir, peu de temps après leur mariage, son mari l'emmena dîner et la poussa à prendre un verre. Désireuse de lui faire plaisir, Maria commanda un gin tonique. Deux semaines plus tard, elle se trouvait dans un service d'urgence de notre hôpital, au bord de la mort, à la suite d'une hépatite toxique. Elle était à un stade de l'alcoolisme considérablement plus avancé que lorsqu'elle avait cessé de boire, 20 ans plus tôt. Elle ne se remit jamais complètement des dommages physiques aigus causés par sa rechute.

«Je sais que j'ai un autre ivrogne en moi», disent de nombreux alcooliques rétablis, «mais je ne sais pas si j'ai une autre chance d'en sortir». Bien que la rechute ne soit pas nécessairement fatale, elle n'est pas non plus inévitable. Certes, il est bien plus facile de prévenir son apparition que de ramasser les morceaux cassés après que l'alcoolique rétabli se soit remis à boire. La plupart des anciens alcooliques signalent leur propre rechute en adoptant un comportement d'»ivrogne à sec»; ils deviennent impatients, s'ennuient facilement, sont rancuniers, critiques et pleins d'idées grandioses. Ils réagissent vivement à des difficultés mineures, et leurs actions deviennent aussi inflexibles et irréfléchies qu'elles l'étaient au temps de leur ivrognerie. Ils sont souvent soit inhabituellement dépressifs, soit carrément euphoriques, et ils recommencent à blâmer les autres pour leurs propres imperfections.

Dans un effort pour éviter la rechute, beaucoup d'anciens alcooliques trouvent utile de faire un inventaire périodique de leur comportement, avec l'aide de leur épouse ou de leur mari, d'un ami intime ou d'un conseiller spirituel. La liste des symptômes qui apparaît ci-dessous*** résume les points difficiles éventuels et les anciens alcooliques, aussi bien que les membres de leurs familles et leurs amis, devraient se familiariser avec ces signes avertisseurs. Les anciens alcooliques ne doivent pas vivre dans la crainte d'une rechute, car la personne qui a peur de boire pourrait boire pour vaincre cette peur. Mais il est essentiel qu'ils gardent à l'esprit une juste idée du pouvoir de l'alcool et de leurs propres faiblesses éventuelles.

Que faire si l'ancien alcoolique se remet à boire?

A cause de la vitesse à laquelle la dépendance progresse après la rechute, il est important que les membres de la famille et les amis agissent immédiatement s'ils découvrent que l'ancien alcoolique est retourné à la boisson. Certains anciens alcooliques demanderont de l'aide; si ce n'est pas le cas, une deuxième intervention devra être organisée suivant les directives indiquées au chapitre 15. L'ancien alcoolique devrait être encouragé à fréquenter de nouveau un centre de traitement ou à assister à 90 réunions des A.A. en 90 jours. A mon avis, tout ancien alcoolique qui fait une ou plusieurs rechutes devrait s'engager dans une fréquentation à vie des A.A..

Il est important que les membres de la famille ne paniquent pas durant la rechute et qu'ils évitent de retomber dans les vieilles manières de réagir envers l'alcoolique. Toute maladie chronique porte en elle-même une tendance aux rechutes, et bien que la rechute dans l'alcoolisme soit dangereuse et doive être évitée à tout prix, elle peut être bénéfique si elle est traitée convenablement. L'alcoolique ne devrait pas être réprimandé ni poussé à se regarder comme un raté. Il devrait plutôt être encouragé à prendre conscience du comportement et des attitudes qui l'ont conduit à sa rechute et à adopter, dans son style de vie, les ajustements nécessaires qui réduiront les risques de problèmes supplémentaires.

Certains alcooliques ont fait des rechutes répétées avant de cesser de boire de manière permanente, et les membres de la famille et les amis ne devraient pas abandonner le buveur pour la simple raison qu'il a du mal à rester sobre. Un de mes bons amis a rejoint et quitté les A.A. 7 fois en six mois avant d'être enfin capable de cesser de boire. Beaucoup d'autres connaissent deux ou trois rechutes avant d'abandonner l'alcool définitivement. Dans de tels cas, il est important de se concentrer sur le succès des périodes d'abstinence plutôt que sur la vive douleur provoquée par la rechute. Un conseiller en matière d'alcoolisme a fait cette remarque:

«J'avais une jeune patiente qui était adonnée à l'alcool, à l'héroïne et aux tranquillisants. Quand j'ai rencontrée Jane, au début, elle était chaque jour un peu plus euphorique. Après traitement, elle a gardé sa guérison pendant 8 mois. Elle a fait un faux pas, est revenue, et a été libérée de la drogue pour 14 autres mois. Puis elle est partie faire la fête et se saouler. Aujourd'hui, il y a plus de deux ans qu'elle n'a pas bu ni pris d'autre drogue. Il y a quelques mois, elle a connu une terrible déception: elle a appris qu'elle n'avait plus l'aptitude mentale pour accomplir l'ambition de toute sa vie: être journaliste. Elle a surmonté cette crise sans recourir aux drogues. Même si, en termes de statistiques de rétablissement, les rechutes répétées de Jane font d'elle une ratée, à mes propres yeux et aux siens, elle est une remarquable réussite».

Un dernier mot d'avertissement doit être donné concernant la rechute. Il y a au moins un million d'anciens alcooliques rétablis dans notre monde, et la plupart d'entre eux ont choisi de garder l'anonymat dans leur engagement avec les A.A. Ce sont nos amis, nos frères membres de l'église et nos collègues, et ce qu'ils ont besoin de trouver auprès de nous, c'est un soutien, non une tentation. Un exemple: Angela est une ancienne alcoolique. Elle est infirmière, et travaille dans un hospice où l'on s'occupe de malades incurables. Une nuit, après une semaine particulièrement mauvaise, l'aumônier de l'établissement encouragea tout le personnel à se détendre, avec une bouteille de champagne. Ne voulant pas rejeter son cadeau, Angela prit un verre... puis quatre de plus. Pendant deux semaines, elle se retrouva engagée dans une bataille de chaque minute avec le désir de boire, et ce ne fut que par beaucoup de prière et de conseils qu'elle put résister à la tentation.

Un nombre extraordinaire de personnes essayent régulièrement de faire pression sur leurs amis ou leurs connaissances pour qu'ils boivent. Chacun de nous doit absolument éviter de conduire un ancien alcoolique dans des difficultés de ce genre. Nous devons honorer leur lutte contre l'alcool en soutenant leurs efforts pour une abstinence totale et en veillant à ne jamais entraîner personne à boire.

Que faire si l'alcoolique ne cesse jamais de boire?

Billie Jean a réalisé que son mari était un alcoolique le jour de la naissance de son troisième enfant. «J'avais demandé à Don de prendre soin de nos deux jeunes enfants pendant que j'étais à l'hôpital», se souvient-elle. «Il les aimait beaucoup, mais il s'est enivré quand même, et j'ai su alors qu'il ne pouvait plus contrôler son désir pour la boisson.»

Liste des symptômes menant à la rechute*

1. **Epuisement**. Tolérer une trop grande fatigue et une mauvaise santé. Certains alcooliques sont enclins à provoquer des dépendances. Cela est peut-être dû au fait qu'ils ont hâte de rattraper le temps perdu. Une bonne santé et un repos suffisant constituent deux facteurs importants. Si vous vous sentez bien, vous êtes davantage en mesure de penser correctement. Si vous vous sentez malheureux, vos pensées risquent d'être beaucoup plus négatives. Si vous vous sentez franchement mal, vous en arriverez à penser qu'un verre ne peut pas faire empirer les choses.
2. **Malhonnêteté**. Cela commence par une série de petits mensonges inutiles et des tromperies envers les collègues, les amis et la famille. Puis viennent des mensonges importants envers vous-même. Cela s'appelle «rationaliser» - trouver des excuses pour ne pas faire ce que vous ne désirez pas faire, ou pour faire ce que vous ne devriez pas faire.
3. **Impatience**. Les choses ne se produisent pas suffisamment vite. Ou les autres ne font pas ce qu'ils devraient faire ou ce que vous voudriez qu'ils fassent.
4. **Argumentation**. Le fait de vouloir discuter de points de vue sans importance révèle le besoin d'avoir toujours raison. «Pourquoi n'êtes-vous pas raisonnable, et ne reconnaissez-vous pas que j'ai raison?». Cherchez-vous une excuse pour boire?
5. **Dépression**. Un désespoir déraisonnable et inexplicable peut revenir de manière chronique. Il convient de le traiter—d'en discuter.
6. **Frustration**. Vis-à-vis des personnes et aussi parce que les choses ne vont pas comme vous le voudriez. Rappelez-vous: tout ne va pas aller exactement comme vous le désirez!
7. **Pitié de soi.** «Pourquoi ces choses n'arrivent-elles qu'à moi?» «Pourquoi dois-je être alcoolique?» «Personne n'apprécie ce que je fais (pour eux?).
8. **Prétentions abusives.** «J'y suis arrivé!» Ne plus craindre

* Extrait de l'ouvrage **A Look at Relapse** de Charles W. Crewe. Copyright (C) 1974, by Hazelden Foundation, Center City, MN. Reproduit avec autorisation.

l'alcoolisme, se mettre à boire pour prouver aux autres que l'on n'a plus de problème. Faites cela assez souvent et vos moyens de défense seront vite dépassés.

9. **Auto-satisfaction.** «Boire était la dernière chose à laquelle je pensais». Ne pas boire n'était plus non plus une pensée consciente. Il est dangereux de relâcher la discipline sous prétexte que tout va bien. Avoir toujours une petite crainte est une bonne chose. Il y a davantage de rechutes quand les choses vont bien, qu'autrement.
10. **Attendre trop des autres.** «J'ai changé, pourquoi pas les autres?» C'est un plus, s'ils changent, mais c'est toujours votre problème s'ils ne le font pas. Ils peuvent ne pas vous faire encore confiance et attendre encore d'autres preuves. Vous ne pouvez pas vous attendre à ce que les autres changent leur style de vie juste parce que vous l'avez fait.
11. **Relâchement dans la discipline.** Prière, méditation, inventaire quotidien, *réunions des A.A.* Cela peut provenir du contentement de soi ou de l'ennui. Vous ne pouvez vous permettre d'éprouver de l'ennui à cause de votre programme. Le prix de la rechute est toujours trop élevé.
12. **Utilisation de médicaments modifiant l'humeur.** Vous pourriez éprouver le besoin de rendre les choses plus faciles avec une pilule, et votre docteur pourrait être d'accord avec vous. Peut-être n'avez-vous jamais eu de problème avec les produits chimiques autres que l'alcool, mais vous pouvez facilement perdre votre délivrance en commençant de cette manière - et c'est le moyen le plus subtil d'avoir une rechute. Rappelez-vous que vous serez trompé! Le contraire est vrai pour les toxicomanes qui commencent à boire.
13. **En vouloir trop.** Ne fixez pas de buts que vous ne pouvez pas atteindre au prix d'un effort normal. N'en attendez pas trop. Il est toujours merveilleux de voir de bonnes choses arriver alors que vous ne les attendiez pas. Vous obtiendrez ce à quoi vous avez droit aussi longtemps que vous ferez de votre mieux, mais peut-être pas aussi vite que vous le pensiez. «Le bonheur n'est pas d'avoir ce que vous désirez mais de désirer ce que vous avez».
14. **Oublier la gratitude.** Vous pouvez considérer votre vie sous un aspect négatif, en vous concentrant sur les problèmes

qu'il reste encore à corriger. Personne ne désire faire preuve d'un optimisme excessif, mais il est bon de se souvenir où l'on a commencé et combien la vie est plus belle maintenant.

15. **»Cela ne peut pas m'arriver».** C'est une manière de penser qui est dangereuse. Presque tout peut vous arriver, surtout si vous devenez négligent. Rappelez-vous que vous souffrez d'une maladie évolutive et que vous connaîtrez une condition bien pire si vous rechutez.
16. **Omnipotence.** C'est un sentiment qui résulte d'une combinaison de plusieurs des points précédents. Vous possédez maintenant toutes les réponses pour vous-même et les autres. Personne ne peut rien vous dire. Vous ignorez les suggestions ou les conseils des autres. La rechute est probablement imminente à moins qu'un changement radical ait lieu.

Pendant les 20 années qui ont suivi, Billie Jean a adapté sa vie de manière à y laisser une place à un mari alcoolique. Elle a cessé d'inviter des amis à la maison, est devenue à la fois le père et la mère de ses enfants, et a accepté sans se plaindre la routine quotidienne et immuable de la vie de son mari: travailler, boire et dormir. Don ne faisait jamais preuve de violence physique, mais personne dans la famille ne devait être épargné par ses paroles cruelles. «Vivre dans un environnement de critique implacable et de constante accusation, c'est comme recevoir constamment de l'eau qui tombe goutte à goutte», dit Billie Jean. «A la fin, même les gens forts voient leur résistance se briser. Le problème, c'est que moi, je n'étais pas une personne forte. J'ai grandi en désirant plaire à tout le monde, et j'idolâtrais mon mari. Je voulais qu'il m'aime et progressivement, je l'ai laissé prendre de plus en plus le contrôle de ma vie. Quand je voyais qu'il faisait du mal aux enfants, je songeais à le quitter, mais j'étais trop dépendante de lui émotionnellement et financièrement pour me retrouver seule. Je ne pensais pas pouvoir subvenir à mes besoins et à ceux de mes enfants, et même si Don était ivre la plupart du temps, je ne pouvais imaginer ma vie sans lui».

Peu après que son dernier enfant ait quitté la maison, Billie Jean a commencé à chercher une relation plus profonde avec Dieu, et avec l'aide d'amis chrétiens, elle a pu trouver un nouveau sentiment de sécurité et d'estime de soi. Don était troublé par les changements qu'il observait dans le comportement de Billie Jean, et il a fait alors tout ce qu'il pouvait pour contrôler leur relation. «Il a décidé de déménager dans une autre ville», se souvient Billie Jean. «Je n'ai pas eu le courage de dire non et je suis partie avec lui. Loin de mes amis et de notre famille, Don était désormais la seule personne de ma vie. C'est alors que mes anciens sentiments de dépendance sont revenus, mais il n'y avait plus rien de quoi dépendre. J'étais épuisée par les efforts accomplis en vivant avec la colère imprévisible et le négativisme constant de Don. Un soir, je me suis mis au lit et j'ai dit à Dieu que je ne me lèverais que lorsqu'il m'aurait parlé. Toute la journée, cette pensée n'a cessé de m'assaillir: «Fais en sorte que cela soit impossible pour moi de rester». Si j'avais à recommencer, je m'en irais tout de suite.

«Il m'a semblé qu'à partir de ce moment-là, la grâce de Dieu pour vivre avec mon mari m'a été enlevée. Une ambiance fortement désagréable s'est installée dans notre maison, et j'avais toujours peur de ce que Don pouvait faire. Pendant cette période, Don est allé chez le docteur pour des problèmes au niveau de son foie, mais il refusé de faire le moindre effort pour chercher de l'aide pour son problème de boisson. J'ai perdu espoir de le voir aller mieux un jour».

Moins d'un an plus tard, Billie Jean a fait ses bagages et a quitté son mari. Elle avait 52 ans; elle n'avait pas de diplôme, aucune expérience professionnelle, et aucun moyen financier. «C'est le Seigneur qui m'a donné confiance pour aller de l'avant», rappelle-t-elle. «Il a pourvu à tous les détails de ma vie: un endroit pour vivre, un travail, de bons amis, et la conscience permanente de sa présence et de son amour».

Aujourd'hui, Billie Jean a terminé ses études secondaires et universitaires, et elle enseigne dans un collège d'état. Son mari boit toujours et, en 8 ans, elle n'est pas retournée une seule fois dans son ancienne demeure. «Il y a quelques mois, une femme m'a demandé si mon échec conjugal affectait ma compétence à servir Dieu», dit Billie Jean. «Mais je ne me considère pas comme une ratée. Il est naïf de penser que tout le monde répondra à mon amour. Tout le monde ne répond même pas à l'amour parfait de Jésus. Bien que j'aime toujours Don, je ne vivrai pas avec lui tant qu'il continuera à boire. Parfois, des gens m'encouragent à retourner avec lui, mais je pense qu'ils seraient moins pressés de me voir retourner s'ils savaient quel miracle cela a été pour moi d'être enfin capable de m'en aller».

C'est une vérité triste et inévitable que certains alcooliques refusent obstinément de l'aide et ne donnent jamais l'impression de pouvoir se défaire un jour de leur dépendance. Dans ces circonstances, les membres de la famille et même les amis proches doivent prendre des décisions personnelles difficiles au sujet de leur relation future avec l'alcoolique. Bien qu'il n'y ait pas de règles simples s'appliquant à chaque situation, il est utile de considérer les points suivants lorsque de telles décisions sont prises:

1. *En aucune circonstance, les membres de la famille ne devraient continuer à vivre avec un alcoolique qui manifeste de la violence physique.* Il existe des ressources sociales pour la protection des épouses battues et leurs enfants. Les membres de la famille qui font l'expérience de brutalités physiques devraient se retirer de la présence de l'alcoolique aussi tôt que possible.

2. *Les injures verbales et les comportements cruels et imprévisibles peuvent même se révéler plus nuisibles que la violence physique.* Quand l'alcoolique devient une menace psychologique et spirituelle pour sa famille, le moment de la séparation est venue. Cette séparation ne devrait pas prendre fin tant que l'alcoolique ne cesse pas de boire. Avec l'aide des dirigeants d'église et autres aides professionnelles, maris et femmes doivent prendre leurs propres décisions concernant les actions légales et le divorce.

3. *L'argent est une grande arme.* Ceux qui dépendent financièrement de l'alcoolique devraient commencer à se préparer eux-mêmes à subvenir à leurs besoins même s'ils ne forment pas le projet de quitter l'alcoolique. L'une de mes patientes est restée avec son mari alcoolique suffisamment longtemps pour obtenir un diplôme commercial et trouver un emploi à plein temps. Puis elle l'a quitté pour se protéger elle-même ainsi que ses enfants de dommages physiques et émotionnels supplémentaires.

4. *Les membres de la famille et les amis doivent être patients avec les maris et les femmes qui, régulièrement, quittent leurs époux alcooliques pour retourner auprès de lui quelques semaines ou quelques mois plus tard pour trouver une situation inchangée.* Particulièrement dans les cas d'abus physique et/ou émotionnel, beaucoup de femmes et de maris doivent partir et revenir plusieurs fois avant d'être capables de prendre une décision finale. De telles personnes ont besoin du soutien continuel de leurs amis. Même si leur indécision et leur imprévoyance mettent à l'épreuve la patience de tous ceux qui sont concernés, il est important de comprendre que pour beaucoup de gens, les va-et-vient répétés constituent une partie naturelle du processus de séparation.

5. *Il ne faut pas conseiller aux maris et aux femmes qui ont abandonné le mariage avec un alcoolique de retourner vers lui tant qu'il boit encore.* Dans des circonstances particulières, quelques personnes seulement sont capables de vivre avec un alcoolique sans se laisser détruire par lui ou elle. Une attitude de «mariage à tout prix» est irréaliste et dangereuse.

6. ***L'église doit jouer avec sérieux son rôle pastoral auprès des gens dont le mariage et la vie familiale se disloquent à cause de l'alcoolisme de l'un des deux.*** Ces gens ont besoin de la même sympathie et de la même compassion que celles qui sont accordées aux familles dans le deuil, et ils doivent être encouragés à prendre le temps de pleurer. Il est important de se souvenir que parce que les membres de la famille des alcooliques gardent pour eux les accusations de ces derniers, ils sont tout normalement accablés par des sentiments paralysants de culpabilité. Ils ont besoin d'être fermement réassurés qu'ils ne sont pas responsables du fait que l'alcoolique boit sans cesse, et il faut leur rappeler que personne ne peut causer ou guérir la dépendance d'un autre. Les paroles de consolation devraient être renforcées par un message d'espoir et de miséricorde: l'alcoolique peut encore cesser de boire, et les membres de la famille peuvent regarder vers leur propre avenir avec enthousiasme et gratitude pour l'œuvre constante de rédemption que Dieu accomplit dans leur vie.

CHAPITRE 23

Un appel à l'action

«Lorsque j'étais enfant, j'étais jaloux de mes amis et de leurs familles. Notre maison était juste un endroit pour manger et dormir; nous ne nous parlions pas. Pendant le repas, tout le monde gardait le silence, à moins qu'il n'y ait une guerre totale. C'est pourquoi, je n'étais heureux que lorsque j'étais ivre, et je suis devenu alcoolique avant l'âge de 13 ans. Lorsque mes parents s'en sont rendu compte, ils m'ont envoyé dans un centre de traitement et ils sont allés trouver les Al-Anon. C'est ainsi qu'ils ont découvert qu'ils étaient eux-mêmes alcooliques. Alors ils ont commencé à assister aux réunions des A.A. Aujourd'hui, les choses sont différentes dans notre famille. Nous nous asseyons ensemble pour les repas. Nous plaisantons et parlons de choses ensemble. Ce sont les petites choses que nous faisons en tant que famille, comme sortir et le reste. La plupart du temps, maintenant, je considère cela comme normal, mais parfois quand j'y pense, je me mets à pleurer.»

Daniel, 16 ans.

«Lorsque ma fille était adonnée à l'alcool, j'ai laissé aller les choses. Je suis devenue spirituellement stérile et je me sentais tout le temps coupable et effrayée. Même après qu'elle ait commencé à s'en sortir, j'ai connu des périodes de panique. La nuit, j'étais attaquée par une anxiété menaçante et indécise, et j'avais l'impression qu'à tout moment, quelque chose que je n'avais pas prévu allait surgir de nulle part pour saisir mon enfant et l'entraîner vers le fond. Mais j'ai appris à laisser aller et à me confier en Dieu. Parfois, je ne peux croire toutes les choses que j'ai été capable de remettre entre Ses mains. Je n'essaie plus de porter les fardeaux du monde. Je n'essaie plus d'arranger les choses pour ma fille, et je ne cherche plus à faire la paix entre les membres de la famille. J'ai appris à les laisser régler leurs propres problèmes. A travers tout cela, ma fille est comme une fleur qui s'est ouverte. Elle a été hermétiquement fermée pendant de si nombreuses années que nous avions oublié quel être merveilleux était emprisonné à l'intérieur. Maintenant, elle peut donner de l'amour et en recevoir, et elle est devenue une charmante jeune femme.»

Dolorès,
mère d'une jeune adulte alcoolique

«Depuis le début, Dieu s'est attaché à faire tourner en bénédiction ce qui apparaît comme étant d'abord une tragédie. Il l'a fait dans ma vie, et j'ai toutes les raisons de lui en être reconnaissant. Après avoir bu jusqu'à l'oubli, presque chaque soir pendant 15 ans, j'ai cessé de boire avec l'aide des A.A.. Puis un autre ancien alcoolique m'a conduit à Jésus. Il y a tellement de joie à le connaître! Bien sûr, les conséquences physiques de ma dépendance sont toujours là. J'ai perdu une partie de mon estomac, ma mémoire n'est plus ce qu'elle était, et je n'ai plus l'énergie que j'avais autrefois. Cela me déprimait, avant, mais maintenant, ce n'est plus le cas. Je devrais être mort depuis 20 ans; Dieu m'a rendu beaucoup plus que ce que j'ai perdu, et je sais que chaque jour que je vis est un don de Sa part.

Il y a quelques mois, notre fils de 19 ans a été tué dans un accident de voiture. Je pense que ce que l'on dit est vrai: personne ne comprend la douleur que provoque la perte d'un enfant tant que cela ne lui est pas arrivé. Mais le miracle pour moi a été que j'ai pu passer par la mort de mon fils et la dévastation qui s'en est suivie sans jamais même penser à prendre un verre. J'avais l'habitude de me saouler si j'avais un pneu à plat. Mais Dieu a fait de moi une nouvelle personne. Chez les A.A., nous appelons cela «un réveil spirituel», un changement de personnalité atteignant jusqu'au niveau le plus profond de la vie. C'est pourquoi je suis reconnaissant d'être délivré aujourd'hui. Je suis capable d'être un réconfort et une force pour ma femme et mes enfants; nous passons tous ce temps de douleur ensemble; et – c'est étonnant – je n'ai aucun doute sur la vie éternelle ou le salut. Bien qu'il soit toujours aussi dur de supporter la disparition de mon fils, je suis certain, et cela sans le moindre doute, qu'il est auprès du Seigneur aujourd'hui, et je sais que nous serons de nouveau réunis un jour.»

Cort, 58 ans.

Restauration et rédemption. La bonne nouvelle pour chacun d'entre nous, quelles que soient les luttes de notre vie, c'est que Dieu est capable de sauver notre vie de la destruction. Quand les choix faits par ignorance ou en rebellion contre les principes divins nous conduisent en captivité, et que nous gaspillons nos dons et nos talents dans la poursuite de buts nuisibles ou vides de sens, le dernier mot doit encore être prononcé sur notre vie. Dieu peut restaurer «les années qu'ont dévorées les sauterelles» (Joël 2.25). Il peut tourner nos défaites les plus pénibles en victoires et nos faiblesses paralysantes en occasions d'expérimenter Sa force et Sa miséricorde. Pas à pas, jour après jour, par la repentance et dans le service tranquille du Seigneur, notre vie brisée peut être transformée en un glorieux reflet de notre Créateur.

Cette puissance transformatrice de la grâce de Dieu n'est jamais plus désespérément nécessaire, dans notre société, que dans les domaines d'abus d'alcool et d'intoxication. Lors d'un récent sondage, une personne sur trois a affirmé que l'alcool avait causé des ennuis dans sa famille. Dans 60% des crimes particulièrement violents, l'ivresse est impliquée, de même que dans 30% de tous les suicides, et 80% des accidents par le feu et par noyade. Toutes les 22 minutes, une vie de plus est perdue par la faute d'un chauffeur ivre. Le coût que cela représente pour notre société, selon des estimations plutôt modérées, est de l'ordre de 50 milliards de dollars par an pour les seuls Etats-Unis, et au-delà de ces statistiques renversantes, il convient de ne pas oublier les vies inestimables de millions d'hommes, de femmes et d'enfants qui ont été gâchées.

Le besoin accablant de la société, la dimension spirituelle évidente de la dépendance, et l'espoir de restauration et de rédemption constituent des raisons indéniables et justifiées pour que les chrétiens s'impliquent eux-mêmes dans les problèmes d'abus d'alcool et de dépendance. A l'instar du roi David, ceux d'entre nous qui suivent Jésus-Christ doivent apprendre à «servir leur génération» dans son besoin, par des efforts pratiques et efficaces. A cette fin, il est important que nous considérions sérieusement le fait qu'il convient (1) d'équiper nos églises pour l'action, (2) d'examiner nos propres habitudes dans le domaine de la boisson, et (3) de participer aux efforts qui sont déployés en matière de prévention sociale.

L'alcoolisme et l'église

Quand Andrew est entré de lui-même dans un centre de traitement de l'alcoolisme, sa femme s'est tourné vers l'église à laquelle ils s'étaient rattachés peu de temps auparavant, afin d'y trouver de l'aide. «C'était incroyable», se souvient sa femme. «Nous étions engloutis dans une effusion d'amour et de soutien. Andrew a reçu tellement de cartes et de lettres dans son centre que ses compagnons ont pensé qu'il était une célébrité. Des dizaines de personnes priaient pour lui chaque jour, et les anciens ont mis du temps à part pour participer à un ministère particulier dans la prière. Ils m'ont imposé les mains et ont prié pour nous deux. Cela a été une expérience avec le Seigneur que je n'oublierai jamais. Puis, quand Andrew est finalement revenu à la maison, notre pasteur lui a souhaité publiquement la bienvenue, et toute l'église s'est mis à applaudir. Andrew et moi, nous aurons toujours une dette envers ces amis qui ont joué un rôle si important dans son rétablissement».

Avec un petit investissement de temps et d'effort, toute église peut s'équiper pour exercer un ministère envers les alcooliques et leurs familles. Les récompenses qui découlent d'un tel ministère sont énormes. Les anciens alcooliques comptent parmi les chrétiens les plus sincères que je connaisse, et l'enthousiasme et l'engagement qu'ils apportent dans leur relation avec Christ contribuent grandement à la santé spirituelle des églises qu'ils fréquentent. Pour toute église intéressée par l'établissement d'un ministère envers les alcooliques, les premières étapes importantes sont les suivantes:

1. *Identifier les personnes qui peuvent aider.* Chaque église devrait posséder en son sein un noyau de personnes qui sont bien informées sur la dépendance de l'alcool et autres drogues. Si c'est possible, ce groupe devrait comprendre d'anciens alcooliques rétablis et des personnes ayant connu, dans le passé, d'autres formes de dépendance de la drogue. Cela ne signifie pas que chaque église doit avoir son propre service de conseillers, mais que toute personne qui conseille doit être à même de reconnaître les premiers symptômes de la dépendance de l'alcool et de la drogue. Tout conseiller doit aussi savoir où amener les drogués et les alcooliques pour une cure de désintoxication. Les portes de l'église devraient être ouvertes à des groupes tels que les A.A. et les Al-Anon, afin qu'ils puissent y tenir leurs réunions. De plus, les membres du noyau devraient se familiariser avec les services de traitement existant au niveau local.

2. *Former l'assemblée et la société.* Une fois que le noyau est formé, de manière adéquate, il peut à son tour former les autres membres de l'église et la société en général, par des films, des ateliers, des études bibliques et des conférences.

Il est important que les pasteurs aussi soutiennent cet effort depuis la chaire. Par des sermons, et de brefs exposés, ils peuvent aider l'assemblée à prendre conscience du danger de la dépendance et donner à tous ses membres les instructions qui lui permettront de développer une vue biblique sur l'usage de l'alcool et des drogues. Un récent sondage effectué par ma dénomination a révélé que 83% des pasteurs pensent que l'église devrait faire quelque chose au sujet de l'abus d'alcool, mais plus de 70% n'ont jamais prêché un seul sermon à ce sujet! Je me demande si ce silence ne provient pas, du moins en partie, du désir d'éviter toute identification avec certains groupes anti-alcooliques, qui font de la fumée et de l'alcool un test de communion parmi les chrétiens. Quelle que soit la motivation, le temps du silence est passé. Les pasteurs devraient s'efforcer de trouver des manières créatives et persuasives de parler à leurs églises du problème de l'abus d'alcool et de la dépendance.

Un mot d'avertissement à propos des efforts qui sont déployés pour mettre les jeunes en garde contre les dangers de l'alcool. Les tactiques qui consistent à faire peur sont reconnues inefficaces. Les attitudes rigides et les approches dogmatiques sapent la crédibilité et ont habituellement pour résultat que les adolescents rejettent l'information reçue. Cette rébellion naturelle contre la manipulation est l'une des raisons pour lesquelles les enfants d'abstinents «dogmatiques» courent particulièrement le risque de développer une dépendance vis-à-vis de l'alcool. En tout état de cause, le conseil de Mark Twain est bon à prendre: «La tempérance modérée est ce qu'il y a de mieux. La tempérance immodérée nuit à la cause de la tempérance». Le meilleur moyen de former les enfants et les adultes dans ce domaine, c'est de leur donner une information objective et non-alarmiste, et permettre à un comportement correct de se développer à partir de leur désir de faire ce qui est juste, ou de leur instinct de préservation.

3. *Encourager des attitudes de compassion.* Betty Wilson (chap.2) appartient, dans son église, à un petit groupe qui se réunit chaque semaine pour deux heures d'étude biblique et de prière d'intercession. Malgré l'échange profond qui a lieu fréquemment au sein du groupe, Betty refuse de dire à quiconque qu'elle est une ancienne alcoolique. «Je les ai entendus parler des alcooliques», dit Betty. «Je sais ce qu'ils penseraient de moi si je disais que j'ai eu le même problème. Pour le bien de notre amitié, je garde secrète cette partie de ma vie». La vérité, c'est qu'il n'y a que deux alcooliques au sein de ce groupe. Betty est l'une d'elles. Une autre femme aussi se sent obligée de garder le silence à propos de sa dépendance, parce qu'elle craint la réaction de ses amies.

Malheureusement, de telles craintes sont bien fondées. Certaines études montrent que les gens qui ont de fortes convictions religieuses ont des attitudes plus dures envers les alcooliques que ceux pour lesquels la religion est totalement dénuée d'importance. Il est bien connu, par ailleurs, dans les groupes d'anciens alcooliques, que les églises n'acceptent généralement pas leur dépendance. Beaucoup d'anciens alcooliques que je connais refusent d'aller à l'église parce qu'ils ont encore en mémoire l'attitude condamnatrice des chrétiens.

«Chacun, dans ce monde, est une sorte de faible», disait le pasteur Sam Shœmaker, en s'adressant à un groupe d'anciens alcooliques. «Si quelqu'un pense qu'il ne l'est pas, l'orgueil est sa faiblesse, et c'est la plus grande faiblesse de toutes. La base de la communion chrétienne se situe, non dans notre bonté humaine, mais dans notre besoin commun de pardon et de guérison. L'église a toujours été une compagnie improvisée de pécheurs. Elle n'est pas constituée des meilleurs membres de la société, rassemblés pour se féliciter mutuellement. Ce sont des personnes qui savent qu'elles ont un grand besoin, et qui se rassemblent pour y trouver une réponse, dans l'adoration de Dieu et la communion fraternelle. L'église n'est pas un musée, c'est un hôpital!»

Quand les croyants ont une vision correcte d'eux-mêmes et du rôle de l'église, ils sont libres de partager les ressources spirituelles de leur assemblée avec les alcooliques, qu'ils soient en voie de rétablissement ou encore pris par la boisson. Parmi ces ressources, les principales sont la prière et les réunions de guérison, l'imposition des mains, les petits groupes de prière, et la participation à la sainte-cène et à l'adoration. L'église aussi a l'occasion d'être une famille, pour les gens sans famille, ou qui viennent de familles brisées, et les ministères d'hospitalité et de guérison devraient s'étendre non seulement aux alcooliques mais également à leur femme et à leur mari, à leurs parents et à leurs enfants, et même à leurs amis intimes.

L'une des missions particulières de l'église consiste à s'occuper des croyants qui deviennent alcooliques. La culpabilité et la honte ressenties par les alcooliques chrétiens sont même plus prononcées que chez leurs homologues non chrétiens. Il n'est pas rare que, longtemps après qu'ils ont cessé de boire, ils vivent encore dans la crainte que Dieu les ait rejetés pour toujours. De telles personnes ont souvent besoin d'être conseillées de manière approfondie avant d'être capables de croire que leurs péchés ont été pardonnés et que Dieu a toujours un intérêt personnel et affectueux pour leur vie.

Les habitudes personnelles concernant la boisson: Le besoin de s'examiner soi-même.

A travers l'histoire, la communauté chrétienne a adopté un certain nombre de vues différentes sur les boissons alcoolisées. La Bible indique que les Juifs et les premiers croyants buvaient des boissons fermentées.

Dans l'histoire plus récente des Etats-Unis, les Puritains étaient enclins à s'associer aux Israélites pour dire que le vin était un don de Dieu «qui réjouit le cœur de l'homme» (Ps. 104.15). Cependant, l'abus d'alcool et l'alcoolisme étant devenus des problèmes sociaux énormes aux XIXe et au XXe siècles, les dirigeants d'églises et les réformateurs sociaux ont commencé à préconiser l'abstinence totale comme étant la seule attitude sociale responsable envers l'alcool. Libéraux et conservateurs ont salué d'un même accord le passage de l'Amendement de la Prohibition en 1919. Dans son discours funèbre pour «John Barleycorn», le revivaliste Billy Sunday a parlé au nom d'un grand nombre, en ces termes: «Au revoir, John. Le règne des larmes est terminé. Les taudis ne seront bientôt plus qu'un mauvais souvenir. Nous transformerons nos maisons d'arrêt en usines et nos prisons en entrepôts et en coffres à grains. Les hommes marcheront droit maintenant, les femmes souriront et les enfants riront. L'enfer sera pour toujours un endroit à louer».

Bien qu'ayant réussi à faire diminuer l'incidence de l'alcoolisme et des problèmes liés à l'alcool, la Prohibition s'est avérée impraticable. Aujourd'hui, l'alcool joue un rôle significatif dans la culture américaine, et l'ivresse n'est pas seulement acceptée mais encouragée. Dans un tel contexte, de plus en plus de croyants ont relâché leur opposition au fait de boire en société et beaucoup ont adopté des habitudes qui ressemblent de plus en plus à celles de la société en général.

En examinant nos propres habitudes, dans ce domaine, il est important que nous nous rappelions que les opinions relatives à l'usage de l'alcool ne devraient pas être considérées comme un test de foi et de communion fraternelle. Si la Bible parle clairement contre l'ivrognerie, elle ne contient aucune déclaration claire et précise concernant le fait de boire, et depuis l'aube de l'histoire de l'église, les chrétiens ont bu, faisant en cela usage de leur liberté personnelle. Malgré cela, je pense qu'il existe de bonnes raisons pour lesquelles nous devrions sérieusement considérer l'abstinence totale.

Premièrement, quiconque a une preuve de dépendance dans l'histoire de sa famille - chez ses grands-parents, ses oncles, ses tantes, son père, sa mère, ses frères ou ses sœurs - devrait éviter de boire de l'alcool. Comme nous l'avons vu, l'hérédité joue indiscutablement un rôle dans la dépendance, et les personnes qui connaissent, dans leur famille, des cas d'alcoolisme risquent fort de devenir eux-mêmes des alcooliques. Récemment, un homme provenant de quatre générations d'alcooliques m'a demandé si cela voulait dire qu'il devait même renoncer à boire une bière - à l'occasion - avec ses fils. J'ai dû lui dire: «C'est exactement ce que cela veut dire». En présence d'antécédents familiaux, toute consommation d'alcool est insensée.

Deuxièmement, malgré le rôle évident de l'hérédité, il n'existe aucun moyen de prédire qui deviendra ou ne deviendra pas alcoolique. Ce que nous savons, c'est qu'un buveur occasionnel sur dix devient alcoolique, et que la majorité d'entre eux sont *inconsciemment* entraînés dans la dépendance. Pour se donner toutes les chances d'éviter des problèmes, beaucoup de gens en concluent à juste titre qu'il vaut mieux prévenir que guérir, et optent pour une abstinence totale.

Troisièmement, je crois que les pasteurs, les anciens, les diacres et autres dirigeants d'églises devraient considérer le «vœu du naziréat» comme un idéal et s'abstenir tout à fait de boire. Même si nous n'avons nous-mêmes aucun problème avec l'alcool, il est des gens qui calquent leur comportement sur le nôtre. Nous devons donc être prudents, et éviter de les mener vers les difficultés. Il y a également le danger de l'intoxication: un dirigeant d'église qui boit et qui, à l'occasion, s'enivre, diminue la puissance spirituelle dont il dispose pour servir les membres de son église. L'ivrognerie, même si elle est accidentelle, éteint le Saint-Esprit et il n'est pas sage pour un dirigeant d'église de courir un tel risque.

Enfin, tous les chrétiens devraient sérieusement considérer l'effet que l'alcool a sur la partie de notre cerveau qui contrôle les inhibitions. En tant que disciples de Jésus, nous sommes impliqués dans une guerre spirituelle et nous rencontrons constamment des tentations. Même lorsque nous sommes dans notre meilleure forme, et que nos inhibitions sont à leur meilleur niveau, il est souvent difficile de résister aux subtils stratagèmes de Satan. Abaisser délibérément nos inhibitions, en temps de guerre, est un risque que beaucoup d'entre nous ne désireront certainement pas prendre.

Les efforts de prévention de la société

Travailler avec les alcooliques et leurs familles, c'est comme se tenir au pied d'une falaise et ramasser les corps des victimes qui sont tombées d'en-haut. On ne peut travailler à une telle entreprise très longtemps sans commencer à penser à grimper au sommet pour construire une barrière afin d'empêcher les gens de se promener trop près du bord.

Malheureusement, dans la société contemporaine, il existe de nombreuses forces qui encouragent à boire beaucoup, en dépit du prix payé en vies humaines et en productivité. Dans le monde entier, l'industrie de l'alcool dépense quelque deux milliards de dollars par an en publicité pour les boissons alcoolisées. Les efforts déployés dans ce domaine visent de nouveaux groupes de buveurs tels que les femmes, les jeunes et le Tiers –

Monde. La publicité a été particulièrement efficace dans les pays pauvres. Ajoutant à leurs problèmes économiques et sociaux déjà graves, les pays en voie de développement ont accru leurs importations d'alcool de 325 millions à 1,3 milliards de dollars, en 10 ans. Aux Etats-Unis, où l'abondance et le matérialisme créent leurs propres problèmes, les images des émissions de sport et de variétés bombardent les téléspectateurs, leur portant le message que le fait de boire de l'alcool, c'est le passeport du succès, du bonheur et de la vraie vie! «Si vous arriviez à faire parler en privé certaines puissances de l'industrie de l'alcool», dit l'un des éminents chercheurs sur l'alcoolisme, «ils vous diraient qu'ils ne vendent pas de l'alcool. En réalité, ils vendent du sexe et de la falsification. L'alcool est simplement un partenaire subconscient... Les enfants enregistrent les signaux. C'est cela l'éducation».

Cette éducation est renforcée par la somme considérable de publicité gratuite accordée à l'industrie de l'alcool à travers les histoires, dans les magazines, les bandes dessinées, les articles de journaux et surtout la télévision. Une étude récente des dix meilleurs shows télévisés a révélé que si l'usage de la cigarette a remarquablement baissé, une moyenne de plus de 8 verres de boissons alcoolisées sont pris par heure de télévision. Les autorités sont d'accord pour dire que ce flot constant d'alcool découle de la «normalisation» de la boisson. Il devient normal, aux yeux de nos enfants et dans toute notre société, de se dire que la consommation de boissons alcoolisées est nécessaire pour mener une vie satisfaisante.

Au milieu de ce soutien écrasant pour la drogue numéro un qui modifie l'humeur, il existe beaucoup d'efforts pour construire une barrière. Les individus et les églises peuvent contribuer par leur temps et leur argent. Ces mesures préventives sont les suivantes:

- retirer la publicité pour les boissons alcoolisées à la télévision,
- élever les taxes sur l'alcool jusqu'à ce que le prix soit hors d'atteinte de la plupart des adolescents (la consommation d'alcool, même parmi les adultes, est directement liée à son prix),
- mettre des étiquettes d'avertissement sur les bouteilles d'alcool,
- œuvrer contre la conduite en état d'ivresse et l'utilisation de drogues chez les étudiants,
- aider les groupes civiques et les écoles à propager les informations sur la dépendance et son traitement.

Dans tous ces efforts, l'aspect le plus efficace consistera peut-être à nous aider les uns les autres et à enseigner à nos enfants à faire face aux difficultés et à connaître la joie sans avoir recours à un «renfort toxique.» Etant donné que notre culture accorde de plus en plus de place à la recherche du plaisir et s'habitue au soulagement instantané de la douleur, nous devons réaffirmer notre engagement à vivre comme des enfants de Dieu. Dans la joie et le réconfort de Son Esprit-Saint, nous pouvons Le servir dans l'abstinence, en attendant avec foi la restauration finale de toute la création.

J'avais mis en l'Eternel mon espérance,
Et il s'est incliné vers moi; il a écouté mes cris.
Il m'a retiré de la fosse de destruction,
Du fond de la boue.
Il a dressé mes pieds sur le roc,
Il a affermi mes pas.
Il a mis dans ma bouche un cantique nouveau,
Une louange à notre Dieu;
Beaucoup l'ont vu, et ont eu de la crainte,
Et ils se sont confiés en l'Eternel.

Table des matières

UNE PETITE ECOLE BIBLIQUE EN UN SEUL VOLUME

La Bible d'étude VIDA de luxe offre de nombreuses pages remplies d'aides utiles pour celui qui veut étudier la Bible sérieusement.

Les caractéristiques comprennent un plan pour chaque livre, un plan de lecture quotidien, la vie, les paroles et les miracles de Jésus, une table chronologique des deux royaumes, les paroles de Christ en rouge et quatre cartes en couleurs.

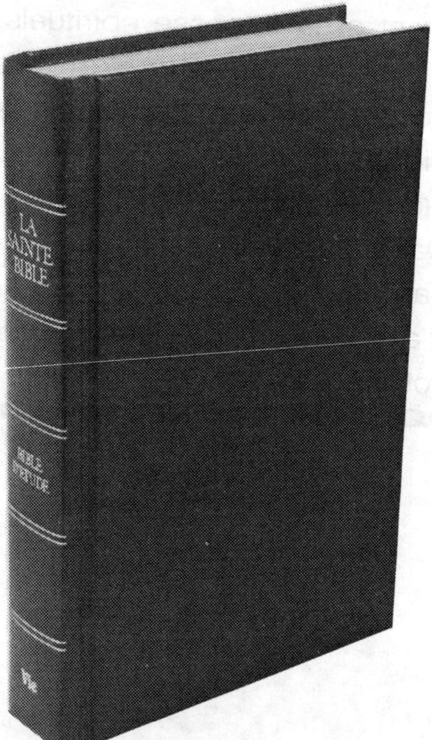

Vida

Découvrez la vérité sur le hasch

Claudel attaque directement, et par un crochet à la foi, le Joint, ce « miasme délétère à la cause cachée, un génie épidémique à l'influence démonologique. » Parlant d'Hiroshime « hash mon pétard... » il annonce que le Joint, tout comme la bombe H qui en explosant a produit le plus grand *shilom* de l'histoire de l'homme, pourrait bien être pour nous, Occidentaux, notre « Perle à rebours ». Reprenant un extrait de *Minute* l'auteur nous montre que la drogue finance les terroristes de tous crins. Entre ces formules à l'emporte-shit, il développe sa pensée. Albert de Monaco lui a fait l'honneur d'une citation en avant-propos, pour cet ouvrage. La préface est du Commandant Cousteau. Le Pasteur Claudel a rencontré plusieurs jeunes qui sont sortis de la drogue grâce à la foi en Dieu.

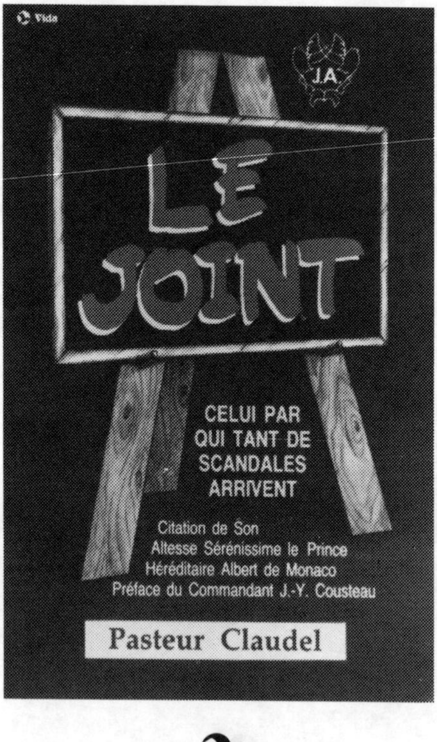

Vida